目標管理の実践・評価ワークブック
第2版

「あるべき姿」を実現する
成果目標・指標のつくり方

原 玲子［著］

日本看護協会出版会

はじめに

　『目標管理の実践・評価ワークブック』の第2版をお届けします。本書初版は2013年に，『看護師長・主任のための成果のみえる病棟目標の立て方』の続編として出版されました。書籍名に「ワークブック」とあるように，組織分析・目標設定・評価方法等の具体的な展開の方法を，練習問題(エクササイズ)を解きながら読み進めて理解できるという特徴があります。同時に，病棟目標の設定等に役立つガイドブックでもあります。

　第2版も，看護管理者が目標管理を行ううえで必要となる能力を高めることを目指していますが，より実践的にバージョンアップさせました。

　まず，第1部に「目標管理の基本的な進め方」を新設し，目標管理のポイントを10のステップで示しました。目標管理は「組織分析」「課題の決定と目標のブレークダウン」「目標達成のための組織化」「スタッフの自己目標設定の支援」等に関連した作業を短期間で行うため，混乱を生じることがあります。取り組みの順番をお示しすることによって，内容を理解しながら段取りを確認するツールになると思います。

　第2部「看護組織の現状分析の方法」と，第3部「部署目標の設定方法」では，部署が目指す「あるべき姿」と目標管理の関係についての解説を強化しました。現状分析や目標設定は，部署の「あるべき姿」と現状との関係から行いますが，そのことが何より重要であることを繰り返し説明しています。

　第4部には，本書の目玉となる「成果指標の考え方と提示方法」を新設しました。目標設定の基本は，大きな目標からブレークダウンした具体的な成果目標の設定ですが，そのブレークダウンは自動的にできるわけではありません。本書では，アベディス・ドナベディアンによる医療の質評価における「構造」「プロセス」「アウトカム」の考え方と，BSCの4視点を参考にして，新たに開発した原式の4視点によるブレークダウンの方法を紹介しました。

　この4視点は，①「提供する看護サービスの内容」，②「看護サービスを提供するために看護職員に必要な学習」，③「看護サービスの提供による患者・家族のアウトカム」，④「看護サービスの提供に関係する財務に関するアウトカム」に関するものです。①を中心にスタートし，②③④とブレークダウンして設定します。

　BSCのとらえ方と似ていますが，「目標設定時にBSCも理解する必要があると組織に周知することが難しい」「BSCを導入していないので応用できない」「BSCを導入しているが，視点のとらえ方が職員によりさまざまなので統一し

ていくことが難しい」等の読者の声を受けて，考え方がやさしく，誰もがすぐ共通理解をもてる方法として開発しました。すでに研修等で実際に使用していますが，BSCの導入状況にかかわらず，わかりやすく，所属施設での応用が簡単であるという評価を受けています。

　また，第4部後半では，成果指標のモデル（展開例）を提示しました。平成26年度～29年度に科学研究費の助成を受けて，全国300床以上の一般病院を対象に入院患者の実態を調査した結果，入院患者に多い特徴は，「褥瘡を有している」「転倒のインシデントがある」「入院後ADLが低下する」「誤嚥性肺炎で再入院する」「認知症がある」等でした。そこで，標準的な病棟目標例として，「入院患者の栄養状態の改善をサポートする」「転落・転倒を防止する」「褥瘡の発生を予防する」「高齢患者のADLの低下を予防する」「誤嚥性肺炎を予防する」「認知症のある患者の治癒過程を支援する」の6つを挙げ，原式の4視点によるブレークダウンを行い，成果目標・成果指標を作成しました。さまざまに応用可能なので，参考にしていただけると幸いです。

　第5部「スタッフの自己目標設定の支援」では，部署目標と関連する自己目標の考え方からアクションプラン作成までの具体例を示しました。

　第6部は，「部署目標の評価方法」がテーマです。「目標の達成度で評価する」ことは理解していても，「具体的にどのように行えばよいかわからない」という声に対し，可能な限り客観的に評価する方法を提示しています。

　第7部は，SWOT分析の基本フォーマットとともに，「病棟目標分割シート」「目標別組織編成シート」「アクションプランシート」等，すぐ利用できるシート類を示しました。モデルとして活用することで，目標管理を実践するためのポイントを復習できるように構成しています。

　本書は，知りたいキーワードから読めるように見開き単位で構成し，さらにワークブック形式をとりました。各項に気軽に取り組める練習問題（エクササイズ）を準備していますので，関心のある項目から学習してみてください。

　最後に，本書の企画にご理解をいただいた日本看護協会出版会の皆様に深く感謝申し上げます。今回も，戸田千代さんと二人三脚で進めてきました。戸田さんの読者目線での丁寧なそして鋭い確認は，本書がより正確で，読みやすくなるために欠かすことのできないアプローチとなり，安心して書き進めることができました。この場を借りて，心からお礼申し上げます。

2018年11月
原　玲子

本書 の効果的な使い方

　本書は，看護管理者として，「病棟（部署）目標の立て方（SWOT分析・目標設定・アクションプランのつくり方）」から「スタッフの動機づけの支援」「目標の評価の仕方」までを習得していくためのワークブックとしてご活用ください。
　各項目のエクササイズに取り組みながら学習することが，実際の目標設定にもつながっていくでしょう。

1. まず，目次をご覧ください。第1部から項目を眺めてみると，目標管理の基本的な進め方や組織分析・目標設定などに必要な要素と基本的な流れなどが，順序立てて把握できます。
2. 目次どおりに読み進めていただいてもよいですし，項目で「苦手としていること」，あるいは，「これは，何？」と気になったページから開いていただいてもかまいません。各項目は見開き2ページ単位で構成しているので，どのページからでも学習が可能です。
3. 各項目には エクササイズ があります。まず，エクササイズに取り組んでみてください。そうすることにより，何がわからないのか，どこにつまずいているのかという気づきにつながります。
4. エクササイズに取り組んだ後に，続く「解説」を読んでください。エクササイズにより疑問点が明確になった後なので，「ああ，そういうことなのか」と理解が進むでしょう。
5. 目標設定をスムースに行うためには，フォーマットの活用が重要です。第7部にある各種ワークシートを確認・活用してください。シートの中にあるワンポイントアドバイスも読んでみてください。第1部から第6部までの復習ができます。
6. 本書は，筆者の既刊2冊（ともに日本看護協会出版会刊）と連動した内容構成になっています。併読していただくと，さらに理解が深まると思います。
　見出しの横に配置した 復習！ が示す既刊の参照ページを読むと，関連した基礎的理論やポイントの確認ができ，知識の習得につながります。

『看護師長・主任のための成果のみえる病棟目標の立て方　第2版』

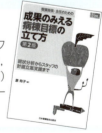

▶看護管理の基礎知識から，病棟の現状分析・目標設定のポイント，スタッフの計画立案への支援，タイムマネジメントのコツ，人材育成のヒントなどを，Q&A形式でやさしく解説しています。読者の皆様からこちらの続編（応用編）が読みたいというお声をいただいたことが，本書『目標管理の実践・評価ワークブック　第2版』の企画につながりました。

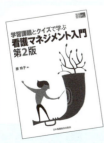

『学習課題とクイズで学ぶ看護マネジメント入門　第2版』

▶看護管理の基盤となるマネジメントの考え方から，業務管理，情報管理，診療報酬制度，医療安全，災害対策，看護者の基本的責務など注目度の高いキーワードまでを網羅的に学習できる入門書です。豊富なイラストや事例がポイントをわかりやすく示し，クイズやミニテストも盛り込まれているので楽しみながら学べます。各部に学習課題が示されており，自学自習にも最適です！

目次

はじめに iii
本書の効果的な使い方 v

第1部　目標管理の基本的な進め方

1-1　目標管理を進めるための10のステップ 2
　　ステップ1　部署の「あるべき姿」を構想し，「部署目標」として提示する 2
　　ステップ2　部署の組織分析を行い，「解決すべき問題」を明確にする 3
　　ステップ3　取り組むべき課題が「看護サービス」であることを確認する 4
　　ステップ4　上位目標から下位目標へのブレークダウンの関係を整理する（成果目標の設定） 4
　　ステップ5　分割した目標達成のための「組織化（グループ編成）」を行う 5
　　ステップ6　「グループ別アクションプランの作成」をサポートする 5
　　ステップ7　「目標面接」を通し，スタッフの自己目標を確認する 6
　　ステップ8　アクションプランに基づき，「計画の遂行」をサポートする 7
　　ステップ9　目標管理における「自己目標とキャリア発達の関係」を説明する 7
　　ステップ10　部署目標とスタッフの自己目標の「達成度」の評価を行う 7

第2部　看護組織の現状分析の方法

2-1　SWOT分析とクロスSWOT分析を進めるための基本プロセス 10
2-2　SWOT分析チームのつくり方と進め方 12
2-3　SWOT分析：病棟目標として提示する看護サービスの決定 14
2-4　SWOT分析：分析の「切り口」の考え方 16
2-5　SWOT分析：分析の「切り口」として適さない内容 18
2-6　SWOT分析：ヒトに関する「強み」「弱み」の分析前に行うこと 20
2-7　SWOT分析：モノに関する「強み」「弱み」の分析前に行うこと 22
2-8　SWOT分析：カネに関する「強み」「弱み」の分析前に行うこと 24
2-9　SWOT分析：「強み」「弱み」の分類前に，リスト化した情報を数値に変換する方法 26
2-10　SWOT分析：「"強み"なのか」「"弱み"なのか」を判断する方法 28
2-11　SWOT分析：判断根拠を入れた「強み」「弱み」の表現方法 30
2-12　SWOT分析：「機会」となる情報の整理方法 32
2-13　SWOT分析：「脅威」となる情報の整理方法 34
2-14　クロスSWOT分析：クロスSWOTを行うための基本的な4つのポイント 36
2-15　クロスSWOT分析：クロスSWOT分析からみえた重点課題（病棟目標）の決定方法 38

第3部　部署目標の設定方法

- 3-1　「通常業務上の目標」「問題解決的目標」「革新的目標」の違い……42
- 3-2　「SMARTの原則によるチェックシート」の活用……44
- 3-3　病棟目標の設定時の確認事項……46
- 3-4　成果を測定できる目標への変換方法……48
- 3-5　病棟目標のブレークダウンの方法……50
- 3-6　「成果目標設定シート」の活用方法……52
- 3-7　BSCの4視点の因果連鎖がうまくいかない例とその主な理由……54

第4部　成果指標の考え方と提示方法

- 4-1　医療の質評価の3つの視点:「構造」→「プロセス」→「アウトカム」でとらえる「成果」の考え方……58
- 4-2　医療の質評価の3つの視点:「構造」の成果指標のつくり方……60
- 4-3　医療の質評価の3つの視点:「プロセス」の成果指標のつくり方……62
- 4-4　医療の質評価の3つの視点:「アウトカム」の成果指標のつくり方……64
- 4-5　BSC:BSCの4視点と「構造」「プロセス」「アウトカム」の関係……66
- 4-6　BSC:「業務プロセスの視点」における成果指標のつくり方……68
- 4-7　BSC:「学習と成長の視点」における成果指標のつくり方……70
- 4-8　BSC:「顧客(患者・家族)の視点」における成果指標のつくり方……72
- 4-9　BSC:「財務の視点」における成果指標のつくり方……74
- 4-10　原式:「4視点による目標設定シート」の使い方……76
  - 病棟目標｜例1　入院患者の栄養状態の改善をサポートする……78
  - 病棟目標｜例2　入院患者の転倒・転落を防止する……80
  - 病棟目標｜例3　入院患者の褥瘡の発生を予防する……82
  - 病棟目標｜例4　高齢患者のADLの低下を予防する……84
  - 病棟目標｜例5　高齢患者の誤嚥性肺炎を予防する……86
  - 病棟目標｜例6　認知症のある高齢患者の治療過程を支援する……88

第5部　スタッフの自己目標設定の支援

- 5-1　目標管理の意義の理解……92
- 5-2　「病棟目標とスタッフの自己目標の連鎖」の考え方……94
- 5-3　成果目標別の担当グループの編成……96
- 5-4　アクションプランのつくり方……98

5-5	目標面接のときに準備する資料	100
5-6	やりたくなくても「しなくてはならない」こと	102
5-7	(やりたくない)業務目標が自己を高める目標にすり替わるとき	104
5-8	満足感を得られる職場づくり:「満足」と「不満足」の違い	106
5-9	スタッフのやる気を高める第1の要件	108
5-10	業務における自己目標とキャリア発達の関係	110
5-11	看護現場における連鎖性と看護職としてのキャリア形成	112
5-12	「やらない」だけで「できない」の悪循環を断ち切る方法	114
5-13	日々の実践を重ねることの意味	116

第6部　部署目標の評価方法

6-1	病棟目標を評価する際の基本原則	120
6-2	評価を求める基本となる計算式	122
6-3	目標値の設定の違いによる評価の仕方	124
6-4	行動レベルの目標の達成度から総合評価を算出する方法	126
6-5	数値による評価結果の活かし方	128
6-6	研修会における「学び」の評価方法	130
6-7	「業務プロセスの視点」における「成果物」と「プロセス」に対する評価方法	132
6-8	病棟目標における「患者満足」に関する評価の考え方	134
6-9	病棟目標における「職員満足」に関する評価の考え方	136
6-10	病棟目標における「財務の視点」に対する評価の考え方	138

第7部　ワンポイントアドバイスつき各種ワークシート

ワークシート｜1	病棟運営の「あるべき姿」の構想シート	142
ワークシート｜2	SWOT分析:「分析の切り口」発見シート	144
ワークシート｜3	SWOT分析:「ヒト」の要素の「強み」「弱み」の分析・判断シート	146
ワークシート｜4	SWOT分析:「モノ」の要素の「強み」「弱み」の分析・判断シート	148
ワークシート｜5	SWOT分析:「カネ」の要素の「強み」「弱み」の分析・判断シート	150
ワークシート｜6	SWOT分析:「強み」「弱み」に分類した情報の整理シート	152
ワークシート｜7	SWOT分析:「機会」と「脅威」の分析シート	154
ワークシート｜8	クロスSWOT分析:取り組む課題の整理・優先順位検討シート	156
ワークシート｜9	病棟目標分割シート	158
ワークシート｜10	「原式の4視点」を活用した病棟目標のブレークダウンシート	160

ワークシート	11	目標別組織編成シート	162
ワークシート	12	アクションプランシート	164
ワークシート	13	目標管理個人シート	166
ワークシート	14	「業務における自己目標とキャリア発達の関係」の整理シート	168
ワークシート	15	総合評価シート	170
ワークシート	16	看護管理者としての自己の振り返りシート	172

解答と解答例

▶ エクササイズの解答と解答例 ………………………………………………………… 176

索 引 ……………………………………………………………………………………… 180

第 **1** 部

目標管理の基本的な進め方

1-1 目標管理を進めるための10のステップ

目標管理は,「組織(部署)のあるべき姿に向かって,上司が期待する結果(＝部署目標)を示し,スタッフが部署目標の達成手段となる目標(＝自己目標)を設定したうえで,その自己目標の達成を目指した活動により,スタッフ1人ひとりが成長し,同時に組織(部署)の生産性と質を高めるマネジメントの方法」です。

看護師長が看護現場において目標管理を行う場合の基本的なステップを,表1に示しました。以下,ステップごとに実践のポイントを説明します。

ステップ1　部署の「あるべき姿」を構想し,「部署目標」として提示する

目標管理のスタートは,「あるべき姿」の構想です。「あるべき姿」とは,組織にとって本来そうなっていることが望ましい状況や理想的な状態のことです。

看護サービスの提供における病棟の「あるべき姿」については,対象者である患者とその家族にとって望ましい状況を考えます。提示する際には,主語を「私たちの病棟は」で始めて,どのような患者を対象に考え,どのような支援を行うのかなどを表示するのがよいと思います。右ページ上部に例を示しました。対象をご自分の病棟に入院している患者層に置き換えて,あるべき姿を検討してください。

表1　看護師長が目標管理を進めるための10のステップ

1. 部署の「あるべき姿」を構想し,「部署目標」として提示する
2. 部署の組織分析を行い,「解決すべき問題」を明確にする
3. 取り組むべき課題が「看護サービス」であることを確認する
4. 上位目標から下位目標への「ブレークダウンの関係」を整理する(成果目標の設定)
5. 分割した目標達成のための「組織化(グループ編成)」を行う
6. 「グループ別アクションプランの作成」をサポートする
7. 「目標面接」を通し,スタッフの自己目標を確認する
8. アクションプランに基づき,「計画の遂行」をサポートする
9. 目標管理における「自己目標とキャリア発達の関係」を説明する
10. 部署目標とスタッフの自己目標の「達成度」の評価を行う

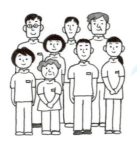

あるべき姿（例）
（私たちの病棟は）終末期にある患者に対し，患者の価値観を尊重しながら，身体の苦痛を緩和し，心理的・社会的なサポートの早期介入により日常生活の充実を図り，その人らしい終末期を過ごせるよう<u>支援する</u>。

　病棟における「あるべき姿」を問うと，「スタッフがやる気をもっていきいき働く」「患者に寄り添う看護を行う」「笑顔で挨拶をする職場」などを提示される看護師長がいます。もちろん，そうした状況を目指したいという思いをもってのことでしょう。しかし，そうした状況は，「質の高い看護」を実践するための願いのようなもので，看護の提供そのものではありません。組織分析を進めるとき，病棟という看護組織の「あるべき姿」は，看護の提供に関することで検討します。
　「あるべき姿」は，その表現の抽象度を上げると，病院の理念のような大きなとらえ方になります。反対に，抽象度を下げると，目の前の方法論になります。「あるべき姿」では，方法論ではなく，何を目指すのかを提示することが大切です。

ステップ 2 部署の組織分析を行い，「解決すべき問題」を明確にする

　ステップ2で行うのは，「あるべき姿」と現状との関係から組織分析を行い，<u>「解決すべき問題」を明確にする</u>ことです。組織分析では，「あるべき姿」を目指すために，現状はどのような状況であるか，何が必要であるか，解決すべき課題は何かを分析します。
　<u>図1</u>は，あるべき姿と現状との関係から明らかになった（隠れていた）問題についての対応策を，成果目標として提示した例です。
　SWOT分析を用いた組織分析については，本書第2部で解説します[*1]。

＊1　前著『看護師長・主任のための成果のみえる病棟目標の立て方　第2版』（以下，『病棟目標の立て方　第2版』）p.52-69も参照してください。

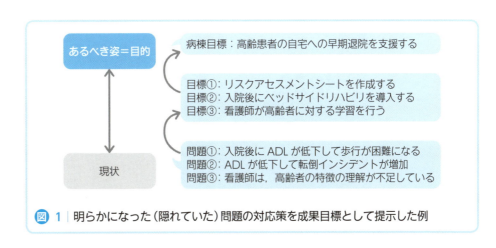

図1｜明らかになった（隠れていた）問題の対応策を成果目標として提示した例

ステップ3　取り組むべき課題が「看護サービス」であることを確認する

ステップ3で行うのは、取り組むべき課題（提示された病棟目標）が「看護サービス」の提供に関することであることの確認です。ステップ1の「あるべき姿」で看護サービスのコアである内容を提示していれば、その後のプロセスは脱線しないと思われますが、目標のブレークダウンに進む前に確認しておきましょう。

看護組織が目標管理を導入する際には、目標として提示すべき領域の検討を必要とします。一般的には、「看護実践」「研究」「教育」「組織運営」などが挙げられます。どのような領域であるとしても、看護組織においては、看護サービスの提供に関することが一義的に取り組むべきことです。

ステップ4　上位目標から下位目標へのブレークダウンの関係を整理する（成果目標の設定）

ステップ4で行うのは、上位目標（病棟目標）をブレークダウンしながら下位目標（成果目標）を設定することです。

目標管理における目標の連鎖と分割の基本構造を、図2に例示しました。

例では、上位目標が「高齢患者の転倒を防止する」です。下位目標は上位目標を達成するための目標なので、（転倒を防止するために）「①転倒要因をリスト化する」「②転倒リスクアセスメントシートを作成する」「③高齢者看護の研修会を開催す

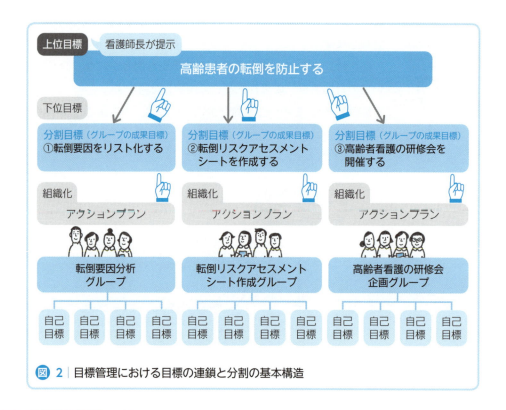

図2｜目標管理における目標の連鎖と分割の基本構造

る」と3点にブレークダウンし，成果を示した具体的な目標とします。

なお，病棟目標のブレークダウンの方法については，本書第3部（3-5項）で解説します。

ステップ5　分割した目標達成のための「組織化（グループ編成）」を行う

ステップ5で行うのは，それぞれの下位目標を達成するために組織化（グループ編成）を行うことです。

図2の例では，下位目標「①転倒要因をリスト化する」に対し「転倒要因分析グループ」を編成し，「②転倒リスクアセスメントシートを作成する」に対し「転倒リスクアセスメントシート作成グループ」を編成し，「③高齢者看護の研修会を開催する」に対し「高齢者看護の研修会企画グループ」を編成しています。

それぞれのグループでは，下位目標をグループの成果目標として，アクションプランを立案します。アクションプランは，下位目標達成のための具体的な行動計画です。グループ内では，当然，役割分担が発生します。この分担した役割が，スタッフ個々にとっては，看護サービスの提供における今年度の「自己目標」になります。

ステップ6　「グループ別アクションプランの作成」をサポートする

ステップ6で行うのは，グループ別の具体的なアクションプランの作成をサポートすることです。

アクションプランは，「誰が，いつまでに，何をするのか」「どこで，どのように行うのか」「いつ評価するか」などの具体的な活動計画です。

アクションプランのつくり方は，本書第5部（5-4項）や第7部（ワークシート12）で解説します。

アクションプランは，基本的にスタッフが作成します。アクションプランが完成しないときは，スタッフが「作成に取りかかっていない」「どのようにアクションプランを作成すればわからない」ケースが考えられます。看護師長は，「定期的に声をかける」「何が不足しているか具体的に助言する」「グループミーティングに入り一緒に考える」など，状況に応じたサポートを行うことが必要です。

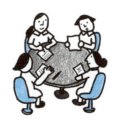

ステップ 7　目標面接を通し，スタッフの自己目標を確認する

　ステップ7で行うのは，1年間に行われる**目標面接のたびに，病棟目標との関係からスタッフの自己目標を確認する**ことです。

　目標面接は，年に3回計画することをおすすめします（図3）。

　プランニング面接は，病棟の全体計画が示される4月の翌月・5月頃が最も妥当な時期です。新年度の慌ただしさが一段落して，自身の目標と向き合うことを整理するためにもよいでしょう。ただ，休日が多く勤務日数が少ないことから，状況により4月後半から6月前半までも含めておいてよいかと思います。

　プランニング面接では，病棟目標とグループ目標の関係から，「果たすべき役割」「役割を果たすことで期待される結果」「どのような頑張りが必要となるか」「将来展望」などを確認します。

　中間面接は，9月頃に行いたいものです。この面接では，グループ目標の進捗状況を確認し，できていないことがグループ目標の修正を必要とするレベルなら，修正を行います。また，来年度以降の就業をどのように考えているのかを確認することも必要なので，中間面接は短時間でも行ったほうがよいでしょう。

　そして，フィードバック面接は，2月～3月に行います。「自己目標の達成とグループ目標の達成の関係」「頑張り度」や「取り組んでみての満足度」などを評価する面接とし，さらに次年度につなげるためにどのようなことが必要かを訊いてみるとよいでしょう。

　なお，目標面接を行うために準備する資料は本書第5部（5-5項），目標管理個人シートのモデルは本書第7部（ワークシート13）で示します。

図3　目標面接の時期とポイント

5月	プランニング面接	自己目標の設定 ・期待する結果 ・合意（責任） ・必要となる努力 将来展望
9月	中間面接	自己目標の進捗状況 ・できていること ・できていないこと ・その理由 将来展望 ・来年度以後の就業
2月	フィードバック面接	自己目標の評価 ・達成度 ・頑張り度 ・満足度 ・成長した能力 ・伸ばしたい能力 将来展望

ステップ8　アクションプランに基づき,「計画の遂行」をサポートする

　ステップ8で行うのは,文字どおり「計画の遂行」を着実に支援することです。アクションプランの遂行は,何より重要です。アクションプランでは,「誰が,いつまでに,何をするのか」を明確にしていきますが,師長は評価日の一定期間前に「来週までに行うことになっていたけどうまく進んでいる？」などと声をかけたり,うまくいっていない場合はその理由を明らかにしてサポートしたりすることが必要です。

ステップ9　目標管理における「自己目標とキャリア発達の関係」を説明する

　ステップ9で行うのは,職務を遂行することがキャリア発達に関係していることを管理者として理解して,スタッフに説明することです。キャリアというと,「どのような将来展望をもっているか」に焦点がおかれがちですが,「どのような将来も今の実践の積み重ねから成ること」を理解することは,人材育成には欠かせないものです。

　本書第5部（5-6項,5-7項,5-10項〜5-13項）で具体的に説明します。

ステップ10　部署目標とスタッフの自己目標の「達成度」の評価を行う

　ステップ10で行うのは,部署目標達成度の測定・評価とスタッフの自己目標達成度の測定・評価です。スタッフの個人目標の達成がグループ目標の達成につながり,グループ目標の達成が部署目標の達成につながることを改めて周知します。

　目標の達成度の評価については,本書第6部を中心に展開します。その中には「研修会における学びの評価方法」などもあるのでご参照ください。

第2部

看護組織の現状分析の方法

2-1 SWOT分析とクロスSWOT分析を進めるための基本プロセス

SWOT分析(図1)とクロスSWOT分析を進めるための基本プロセスを,以下に紹介します。

①:SWOT分析を行うチームのメンバーを決める

現状分析を行う前に,SWOT分析チームの編成をおすすめします。SWOT分析チームは,病棟の現状分析を行い,重点課題を決定するための検討を行うグループです。チームのリーダーは,病棟師長が担当します。分析チームは,看護主任をはじめ,ベテラン,中堅,リーダーナースなど,病棟の意見を反映できるメンバーで構成することがポイントです[*1]。

②:部署の「あるべき姿」を描く

SWOT分析は,やみくもに取り組んでもうまくいきません。分析の切り口を決めることがポイントです。看護組織の分析の切り口は,看護サービスの提供に関することです。そのために必要なのが,部署の「あるべき姿」を描くことです。SWOT分析は,そのあるべき姿に向かって病棟運営をしていくうえで,「何が"強み"になるのか」「何が"弱み"となるのか」の分析から始めます[*2]。

③:「ヒト」「モノ」「カネ」の分析に必要な要素を箇条書きでリストにする

組織運営の基本は,「ヒト」「モノ」「カネ」をどのように動かしていくかです。その能力がどれくらいあるかを分析するために,必要な要素を整理します[*3]。

④:リストにした「ヒト」「モノ」「カネ」の情報を数値化する

「ヒト」「モノ」「カネ」の情報を整理したら,次に行うことは,それぞれの項目について,「強み」なのか「弱み」なのかを判断して分類することです。誰もが納得する判断とするために,数値で示し,根拠を示す必要があります[*4]。

⑤:数値化した「ヒト」「モノ」「カネ」に関する情報を,「強み」「弱み」に分類する

「強み」「弱み」に分類された内容は,なぜ,「強み」なのでしょうか。なぜ,「弱み」なのでしょうか。その根拠を説明することが重要です。判断基準は,「質の高い医療・看護の提供であること」「病院経営への貢献があること」となります[*5]。

⑥:「なぜ"強み"なのか」「なぜ"弱み"なのか」の判断根拠を入れた表現に変換する

「強み」「弱み」を分類したら,あるいは分類する前に,それが「なぜ"強み"なのか」「なぜ"弱み"なのか」の判断基準がわかる表現に変換すると,分類した根拠を忘れず,病棟全体で共有する機会につながります[*6]。

⑦:「強み」を強化する「機会」,「弱み」を克服する「機会」について整理する

[*1] 詳細については,本書p.12-13を参照してください。

[*2] 詳細については,本書p.2-3,p.14-19を参照してください。

[*3] 詳細については,本書p.20-25を参照してください。

[*4] 詳細については,本書p.26-27を参照してください。

[*5] 詳細については,本書p.28-29を参照してください。

[*6] 詳細については,本書p.30-31を参照してください。

SWOT分析の「機会」は外部環境要因の分析から考えます。「強み」をさらに強化する「機会」としてどのような外部環境要因が挙げられるのか，「弱み」を克服するための「機会」としてどのような外部環境要因が挙げられるのかを整理します*7。

⑧：「弱み」にも「強み」にも影響を与える「脅威」について整理する

　SWOT分析の「脅威」は外部環境要因の分析から考えます。「弱み」で挙げた内容はもちろん，「強み」で挙げた内容においても影響を与える，放っておくと病院経営の危機的状況を招く可能性がある情報を整理します*8。

⑨：クロスSWOT分析で，重点課題を抽出する

　クロスSWOT分析は，病棟の重点課題のための分析フレームです。「強み」「弱み」「機会」「脅威」の内容をクロスさせて組織の重点課題を抽出します。そのためにも，「機会」「脅威」の整理の際，なぜ，根拠なのかを示しておくことが重要です*9。

⑩：抽出された課題を「優先」「提案」「保留」などに分類しながら，重点課題（病棟目標）を決定する

　クロスSWOT分析を行うと，複数の課題が抽出されます。類似の課題は整理統合していきます。1つひとつに「優先」「提案」「保留」などの印をつけて，課題の整理を行います。最終的な重点課題（病棟目標）を決定します*10。

*

　SWOT分析を行えば自動的に目標が設定される，というわけではありません。SWOT分析・クロスSWOT分析は，経営資源（ヒト，モノ，カネなど）と環境要因を記述し，「強み×機会」「強み×脅威」「弱み×機会」「弱み×脅威」の組み合わせにより選択肢を整理して，各々の長所と短所を検討したうえで，重点課題を決定するための一手法です。

*7　詳細については，本書p.32-33を参照してください。

*8　詳細については，本書p.34-35を参照してください。

*9　詳細については，本書p.36-37を参照してください。

*10　詳細については，本書p.38-39と『病棟目標の立て方　第2版』p.64-65も参照してください。

	強み（S）	弱み（W）
内部環境要因	組織のもっている強みは？	組織のもっている弱みは？
	機会（O）	脅威（T）
外部環境要因	組織を成長させていくために利用可能な環境要因は？	組織が成長していくうえで妨げとなる環境要因は？

図1｜SWOT分析の基本フレームワーク

Point
- SWOT分析は，やみくもに取り組んでもうまくいきません。まず，分析の切り口となるテーマを決めることがポイントです。
- SWOT分析の「強み」「弱み」は，組織の内部環境要因の分析です。「強み」「弱み」に分類するために，必要な項目の整理と数値化が必要です。
- さらに，「強み×機会」「強み×脅威」「弱み×機会」「弱み×脅威」のクロスSWOT分析により，課題の選択肢を整理して，重点課題を決定していきます。

2-2 SWOT分析チームのつくり方と進め方

> **エクササイズ** 次の①〜⑧には，SWOT分析の進め方が書いてあります。適切であると思うものに○を，適切でないと思うものに×をつけてください

① SWOT分析は，看護師長のみが行う （　）
② SWOT分析は，チームをつくり複数で行ったほうが効果的である （　）
③ SWOT分析チームは，病棟目標を設定するための現状分析を行う （　）
④ SWOT分析チームのメンバーには，病棟全員が参加したほうがよい （　）
⑤ SWOT分析チームのメンバーは，6〜8人が適当である （　）
⑥ SWOT分析チームのメンバーに，看護師長は入らないほうがよい （　）
⑦ SWOT分析チームのリーダーには，看護主任が向いている （　）
⑧ SWOT分析は，計画の実現可能性を重視して行う （　）

1. SWOT分析チームとは

　SWOT分析チームは，次年度の病棟目標を設定する際に，病棟の現状分析を行い，重点課題を決定するための検討を行うグループです。病棟目標の設定を行うのだからと，看護師長が1人でSWOT分析を行っている場合もあるようです。

　しかし，看護の現場を支えているのはスタッフナースたちです。看護現場には，権限を委譲して日々の運営を任せているスタッフだからこそ知り得る情報も多々あります。分析チームは，看護主任をはじめ，ベテラン，中堅，リーダーナースなど，病棟の意見を反映できるメンバーで構成することがポイントです。ただし，病棟運営の現状分析を行うわけですから，SWOT分析チームのリーダーは病棟師長の役割です。

> **復習！**
> ブレーンストーミング法については，『病棟目標の立て方 第2版』p.68-69も参照してください。

2. 看護師長がSWOT分析の目的・意義・方法を説明する

　SWOT分析チームを編成して効果的なSWOT分析を行うためには，メンバーがSWOT分析についてよく理解しておくこと（理解を同じにすること）が重要です。SWOT分析の目的・意義・方法，ブレーンストーミング法の4つのルールなどを説明するのは看護師長の役割です。

3.「強み」「弱み」「機会」「脅威」の情報収集を全員の課題にする

　SWOT分析は，SWOT分析チームがグループワークを通して行うと効率的です。

しかし，他のスタッフにも参加を促すと，病棟運営に関心をもってもらう機会になります。ある病棟の看護師長は，SWOT分析の切り口を示し，スタッフ全員の課題として情報を提出させることで効果を上げています（図1）。

4. 分析にあたっては，発想豊かに——「そんなの無理よ！」と言わないこと

　SWOT分析を行うときは，ブレーンストーミング法の4つのルールが重要です。ついつい「ヒトがいないから無理」「カネがないから無理」「医師が協力しないから無理」「薬剤部の体制が変わらない限り無理」などの発言をしがちで，話し合いが進まないことがあります。そうすると発想が貧弱になって，「現代社会の中でどんな医療サービスが求められているのか」「どんなことが病棟の戦略となるのか」などの課題が形成できません。実現可能性についてはひとまず後回しにして，「○○の資源をどのように活用するのか」「何があればその資源を活かせるのか」「どのようなシステムがあればそれば実現可能となるのか」という検討を行うのがポイントです。

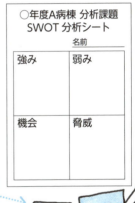

図1 | スタッフへのSWOT分析の課題の出し方（例）

Point

- SWOT分析チームは，次年度の病棟目標を設定する際に，病棟の現状分析を行い，重点課題を決定するための検討を行うグループです。
- 看護現場には，スタッフナースだからこそ知り得る情報が多々あります。SWOT分析チームは，病棟の意見を反映できるメンバー構成とすることがポイントです。
- 「強み」「弱み」「機会」「脅威」の情報収集をスタッフ全員の課題にすると，情報が多く集まり，スタッフが現状分析に関心をもつことにもなり効果的です。

2-3 SWOT分析：
病棟目標として提示する看護サービスの決定

エクササイズ　「強み」「弱み」を挙げるエクササイズ①〜③を行ってみましょう

エクササイズ①：所属する病棟の「強み」「弱み」を10個ずつ挙げてください

内部環境分析	強み（S）	弱み（W）

エクササイズ②：所属する病棟の「医療事故防止」に関する「強み」「弱み」を10個ずつ挙げてください

内部環境分析	強み（S）	弱み（W）

エクササイズ③：所属する病棟の「地域連携の推進」に関する「強み」「弱み」を10個ずつ挙げてください

内部環境分析	強み（S）	弱み（W）

復習！
現状分析とは何か，SWOT分析とは何か，SWOT分析フレームワークの構造（象限）の意味などの詳細については，『病棟目標の立て方 第2版』p.40-71も参照してください．

1. SWOT分析をうまく進めるコツは，分析の範囲を狭めること

エクササイズ①とエクササイズ②を比べてみてください．②のほうが，病棟の「強み（S）」「弱み（W）」が考えやすかったかと思います．その理由は，①が所属する病棟の「強み」「弱み」という条件だけなのに対して，②は所属する病棟の「医療事故防止」に関する「強み」「弱み」というように，分析の条件が絞られているからです．

SWOT分析をうまく進めるコツは，分析の範囲を狭めることです．

2. SWOT分析の前に，組織運営のテーマを確認すること

　SWOT分析は，組織運営のための「強み」「弱み」の分析からスタートします。そのため，多くの場合，「自分の病棟の強みは何だろう？」「弱みは何だろう？」という問いを繰り返します。しかし，それだけでは，分析として不足しています。組織運営の何について分析するのかによって，「強み」も「弱み」も変化します。

　SWOT分析は，「強みは何？」「弱みは何？」と漠然と考えるのではなく，具体的なサービスの内容を提示し，そのあるべき姿の条件として何が必要なのか（項目）を設定し，その項目の「強み」「弱み」を分析することが重要なポイントです。

3. SWOT分析を実施するための範囲を狭めても難しい理由

　ところで，エクササイズ③の場合はどうでしょうか？　エクササイズ②と同じように，③にも<u>地域連携の推進</u>に関する「強み」「弱み」という2つの条件が設定されています。しかし，②の「医療事故防止」というテーマに比べ，③の「地域連携の推進」というテーマのほうが，「強み」「弱み」を挙げることが難しいと感じませんでしたか？

　②のほうが考えやすかった理由としては，次のことが挙げられるでしょう。②の分析の条件は「医療事故防止」でした。「医療事故防止」については，その必要性を理解し，事故防止に対する問題意識をもち，医療の安全ニーズとしてどのようなことが求められているかなどの情報を収集していることが多く，分析のための準備状況が整っているといえます。

　しかし，③の分析条件は「地域連携の推進」です。「地域連携の推進」のためには何が求められているのかを理解していない場合は，「地域連携に関して，何が強みだろう？」とすぐにはピンとこないために，病棟運営の「強み」「弱み」と言われても頭を抱えてしまったのかもしれません。

　組織の現状分析をする場合は，今日的な課題（対応が求められている事柄）についても学習し，理解してから取り組むことが必要です。

Point

- SWOT分析は，4つの枠から成る単純なマトリックスなので取り組みやすいのですが，やみくもに取り組んでも効果的な分析とはなりません。まず，病棟運営の何についての「強み」「弱み」を分析するのかを明確にしたうえで行うことが，分析を進める際の重要なポイントです。
- SWOT分析をうまく進めるコツは，看護サービスの何について分析を行うのか，テーマを設定することです。

2-4 SWOT分析：
分析の「切り口」の考え方

> **エクササイズ** 次に示す目標例のような「今年度の看護部目標」が提示されたら，何を分析の切り口にして，病棟のSWOT分析を行いますか？
>
> 目標例①：質の高い看護を提供する
> 目標例②：職員としての自覚をもち，病院経営に積極的に参画する
> 目標例③：効果的で効率的な看護を提供するために業務改善を行う
> 目標例④：安全で安心でき，信頼される看護サービスを提供する

分析の切り口は？

1. 現状分析をするための「切り口」の考え方

上記の目標例①〜④のような表現を，看護部目標としてよく見かけます。実は，これらの目標は，現状分析をするための具体的な切り口を探すことが難しい目標の例です。さて，どこに難しさがあるのでしょうか。

目標例①：「質の高い看護を提供する」を切り口にした場合の分析の難しさ

①の場合は，「質の高い看護」を切り口にして，現状分析を行おうとすることが多いでしょう。もちろん，看護の質を高めることはとても重要なことで，看護職としての役割から外すことはできません。

しかし，病棟運営のSWOT分析は，看護サービスの質の分析そのものなので，「質の高い看護」という表現は，抽象的すぎます。そのため，「質の向上」を現状分析の切り口にしても，何について分析すればよいのかがわかりにくく，分析の絞り込みには向いていません。

目標例②：「病院経営に積極的に参画する」を切り口にした場合の分析の難しさ

②の場合は，「病院経営」をキーワードにして分析に取りかかりがちです。

近年，医療サービスにおいても，「ヒト」「モノ」「カネ」の経営資源をいかに効率的・効果的にマネジメントするのかが重要であるという認識が広まりました。それゆえ，職員全員が経営に対する意識を高くもつことを目指して導き出されたのがこの表現だと思います。

しかし，こうした表現は，目標というより行動指針としての「モットー」や「スローガン」に適しています。具体的に「何を実践して経営に貢献するのか」を示しているわけではないので，「病院経営」を現状分析の切り口にしても，何について分析すればよいのかがわかりにくく，分析の絞り込みには向いていません。

目標例③：「業務改善を行う」を切り口にした場合の分析の難しさ

③の場合は,「業務改善」を切り口にして分析に取りかかりがちです。しかし,看護業務の改善とは,何らかの目標達成に付随しており,どのような目標が提示されたとしても,大なり小なり必要になってくることです。具体的に何に関する「業務改善」を行うのかを示しているわけではないので,現状分析の切り口にしても,具体性に欠けて,何に関する業務の分析をすればよいのか絞り込みができません。

<u>目標例④</u>:「安全で安心でき,信頼される看護サービス」を切り口にした場合の分析の難しさ

　④の場合は,「安全・安心」を切り口にして分析に取りかかりがちです。医療サービスにおける安全は,基本で重要なテーマです。しかし,安全といっても,「医療事故防止」に関する分析なのか,「感染予防」に関する分析なのか,「災害対策」に関する分析なのか,「インフォームドコンセント」に関する分析なのかなど,さまざまな状況が考えられます。何の「安全・安心」に焦点を当てて現状を分析するのかわかったほうが,より効果的に分析できます。

2. 看護部目標から分析の切り口が見つからないときは？

　組織目標の設定においては,組織の根底にある「理念」や「基本方針」と「<u>年度目標</u>」を分けて表現することが重要です。例示した①〜④は,どちらかというと「基本方針」として示される内容です。それゆえ,現状分析を行うための具体的な内容を見つけるのが困難でした。このような場合は,看護部目標を見直すことも大切です。しかし,それを理由に,ただ,待つだけの姿勢は,望ましくありません。そんなときには,<u>表1</u>の切り口(例)を参考に,病棟運営の現状分析を行ってみましょう。

表1 SWOT分析の切り口(例)

- ・入退院支援の推進
- ・地域医療連携の促進
- ・救急体制の充実
- ・専門看護外来の実現
- ・受け持ち体制の充実
- ・医療事故防止の推進
- ・褥瘡予防体制の向上
- ・感染防止の徹底
- ・ターミナルケアの充実
- ・エンドオブライフ・ケアの質の向上
- ・リハビリテーションの向上
- ・チーム医療の充実　など

Point
- 目標管理の大きな特徴の1つは,目標の連鎖です。それゆえ,病棟の看護管理実践計画を立案するためのSWOT分析は,看護部目標と関係します。
- 看護部目標が基本方針の繰り返しで,連鎖するための病棟運営の現状分析の切り口を見つけられない場合があるので,注意しましょう。「質の向上」「業務改善」「安全・安心」などはよく使用されますが,このままでは具体性に欠けており,現状分析の切り口としてはわかりにくい表現です。

2-5 SWOT分析：
分析の「切り口」として適さない内容

> **エクササイズ** SWOT分析の切り口の候補を①～⑩まで挙げました。分析の切り口として適している内容だと思うものに○を，適していないと思うものに×をつけてください

分析の切り口？①：病床利用率　　　　　　　（　）
分析の切り口？②：平均在院日数　　　　　　（　）
分析の切り口？③：職務満足度　　　　　　　（　）
分析の切り口？④：離職防止　　　　　　　　（　）
分析の切り口？⑤：アクシデントの発生率　　（　）
分析の切り口？⑥：キャリア開発ラダー制度　（　）
分析の切り口？⑦：患者満足度　　　　　　　（　）
分析の切り口？⑧：災害時の医療体制　　　　（　）
分析の切り口？⑨：呼吸ケアの向上　　　　　（　）
分析の切り口？⑩：早期退院支援　　　　　　（　）

適している切り口は？

1. SWOT分析の切り口として適している内容

　前項で，SWOT分析についてやみくもに取り組んでも効果的な分析を行うことは難しいので，分析の切り口を設定することが重要であると述べました。その際，「質の向上」や「業務改善」「安心・安全」などの切り口では何について分析すればよいのか不明なので，もっと具体的に設定する必要があるとも説明しました。それでは，上記のエクササイズに挙げた「分析の切り口？」はどうでしょうか。いずれをとっても，病棟運営上何らかの成果が求められている今日的要素で，看護師長にとっては関心も高く，重要なものばかりです。しかし，これらの中で分析の切り口として適しているのは，⑨「呼吸ケアの向上」，⑩「早期退院支援」の2つです（この2つが○）。つまり，分析の切り口となるのは，看護の対象者に<u>「看護サービスとして何を提供するのか」</u>，その内容に関することです。

2. SWOT分析の切り口として適していない内容

　SWOT分析では，とかく，「病床利用率」やら「平均在院日数」「患者満足度」などの気になることを切り口としがちなのですが，これらは，サービスの提供に伴うアウトカムの指標の1つであり，どのような場合でも評価が必要な項目です。病棟で行うSWOT分析の切り口としては，患者に対して何を行うのか，提供する看護

サービスの内容に関することにするのがポイントです。

切り口？①病床利用率，切り口？②平均在院日数：「病床利用率」も「平均在院日数」も，SWOT分析では，「カネ」に関する視点（指標）として必要な項目です[*1]。それぞれサービスの提供に伴うアウトカム指標の1つなので，これらを切り口に分析を進めていくのは難しいです。

切り口？③職務満足度，切り口？④離職防止：働きやすい職場環境をつくることは，看護管理者の重要な課題です。しかし，これらの項目は「ヒト」に関する視点（指標）の1つです[*2]。「職務満足度が低い」「離職率が高い」などが「弱み」に分類されることはあると思いますが，戦略を検討する際のテーマには不向きです。また，職務満足度を検討する場合は，SWOT分析ではなく，職務満足度調査などによる分析が必要です。

切り口？⑤アクシデントの発生率：「アクシデントの発生率」や状況を把握しておくことは重要です。しかし，発生率をテーマとするより，「呼吸ケアの充実」「リハビリテーションの強化」「退院支援の推進」など，それぞれの看護サービス内容の中に危険因子として潜在するインシデントに着眼することが重要です。

切り口？⑥キャリア開発ラダー制度：医療現場の継続教育のしくみとして今日的に求められていることなので，分析してみたくなるかもしれません。しかし，「キャリア開発ラダー制度」は「機会」の要素として考えられることがあっても看護サービスの内容ではないので，SWOT分析の切り口には適していません。

切り口？⑦患者満足度：「患者満足度」は，バランスト・スコアカード（BSC）[*3]の「顧客の視点」としては重要な項目です。しかし，サービスの提供に伴うアウトカム指標の1つであり，これからSWOT分析を進めていくのは難しいです。

切り口？⑧災害時の医療体制：2011年，東日本大震災が発災しました。大地震などへの対策として，病院における「災害時の医療体制」を整える必要があります。しかし，災害時の体制を整えることは非定常的なことへの備えであり，SWOT分析して取り組むべきことではありません。危機管理上，災害対策として求められていることを整理して，順々に進めていくべきことです。

[*1] 詳細については，本書p.24-25と『病棟目標の立て方 第2版』p.50-51も参照してください。

[*2] 詳細については，本書p.20-21と『病棟目標の立て方 第2版』p.46-47も参照してください。

[*3] 詳細については，本書p.72-73と『病棟目標の立て方 第2版』p.90-91も参照してください。

Point

- 病棟運営といっても，「病床利用率を上げる」「スタッフがいきいきと働く職場にする」「救急受け入れを強化する」など，いろいろな要素があります。
- しかし，SWOT分析の切り口は，「病棟運営を進めるうえであるべき姿を目指した具体的な内容であること」が重要なポイントです。
- SWOT分析の切り口として適しているのは，看護の対象者に「看護サービスとして何を提供するのか」，その内容に関することです。

2-6 SWOT分析：
ヒトに関する「強み」「弱み」の分析前に行うこと

エクササイズ　「早期退院支援」を切り口にして，「強み」「弱み」を分析するための「ヒト」の要素について，以下のStep（例）を参考に整理の仕方を練習しましょう

Step ①：「早期退院支援」に関する「入院患者の特徴」を整理するための項目を列挙します

- 入院患者の年齢層と疾患の特徴は？
- 入院前のADL（日常生活動作）は？　入院後のADLは？
- 内服薬の自己管理状況は？
- 患者に起こりやすいインシデントは？　その発生割合は？
- 患者と家族は同居しているのか？
- 退院後に介護が必要となる場合，誰が担当するのか？
- 入院時の居住地はどこ？　退院先はどこに？　　　　　　　　　　　　　　　など

Step ②：Step ①でリスト化した項目に対し，まずは主観的に評価します

- 後期高齢者（75歳以上）の大腿骨頸部骨折による緊急入院が多い
- 入院前はADLが自立していても，術後は筋力低下等により自力歩行困難の状態がほとんどである
- 自力歩行が困難なため転倒の危険性が高く，インシデント発生割合も多い
- 自力での体位変換が困難となるため，褥瘡を発生しやすくなる
- 術後にせん妄になるケースも多く，内服薬を自己管理できなくなる
- 一人暮らしの患者が多くなっており，退院後の介護を家族に期待できない場合が多い
- 自宅への退院には，リハビリテーションが必要である　　　　　　　　　　　など

Step ③：Step ②の内容に対し，「看護職員に求められる能力」に関して，まずは主観的に評価します

〈現状〉看護職員の経験年数は3年以下が多く，ルーチンな業務以外の対応ができない
- 高齢者の身体的機能の特徴に対する理解は十分か？　→十分とはいえない
- 大腿骨頸部骨折に関する学習は十分か？　→術式別理解は十分とはいえない
- 発生しやすいインシデントを理解しているか？　→よく理解している
- 介護サービスに関する理解は十分か？　→ほとんど理解していない
- 在宅での生活を視点に入れた退院指導力があるか？　→経験が浅い看護職員が多く十分ではない
- 地域連携に関する理解は十分か？
  →社会福祉士（MSW）に任せきりで，あまりよく理解していない　　　　　など

Step ④：Step ②の内容に対し，「看護のしくみ」に関して，まずは主観的に評価します

- ・予測される事故等の防止システムは？　→転倒防止対策は見直す必要がある
- ・現在の看護提供体制は機能しているか？
  →固定チーム制をとっているが，経験の浅い看護職員が多く，機能しているとはいえない
- ・必要な患者への受け持ち体制はとれているか？　→受け持ち制とはしていない
- ・標準看護計画を整備しているか？　→標準看護計画は整備しているが，見直しをしていない
- ・必要な患者に個別の看護計画を立てているか？　→個別の看護計画の立案率は低い　　など

Step ⑤：Step ②の内容に対し，「他職種との連携」に関して，まずは主観的に評価します

- ・多職種とのカンファレンスを実施しているか？
  →必要時相談はするが，チームとしてのカンファレンスとはなっていない
- ・地域連携クリティカルパスを整備しているか？　それは機能しているか？
  →大腿骨頸部骨折の地域連携クリティカルパスをつくったが，バリアンスが多く見直しが必要
- ・医療ソーシャルワーカーや訪問看護ステーションなどとの連携は十分か？
  →連絡をしているだけでカンファレンスなどを開いておらず，継続的な連携としては不十分である
- ・後方ベッドの有無は？　連携は十分か？　→後方病院はあるが，数が少なく……　　など

1.「強み」「弱み」の分析とは

> 復習！
> それぞれどのように考えるかについては，『病棟目標の立て方 第2版』p.44-51も参照してください。

「強み」「弱み」の分析とは，組織運営における内部環境分析であり，その視点には「ヒトの要素」「モノの要素」「カネの要素」が関係します。

2. まずは,「ヒト」に関する主観的な評価からスタートする

　SWOT分析を行う際は，すぐに，「"強み"は何か」「"弱み"は何か」と考えないで，何について「強み」「弱み」を分析するのかを決めます。まず，「ヒト」に関する分析からスタートします。上記のStep ①からStep ⑤までは連鎖しています。「ヒト」の分析においては，最初に「入院患者の特徴」を整理します。続いて，「看護職員に求められている能力」→「看護のしくみに関すること」→「他職種との連携に関すること」について点検します。まずは，「多い」「少ない」「十分」「不十分」など，主観で評価していきます。

　「ヒト」に関する評価が一段落したら，次に「モノ」に関する評価に入ります。

> **Point**
> - SWOT分析の「強み」「弱み」の分析は，内部環境の分析です。言い換えれば，「ヒト」「モノ」「カネ」に関する分析（能力分析）です。
> - 内部環境分析は，SWOT分析の切り口としたあるべき姿に関係する「入院患者の特徴」を列挙することからスタートします。
> - ヒトに関する「強み」「弱み」を判断する前に，「入院患者の特徴」に対して，「看護職員に求められる能力」と「提供するしくみ（看護のしくみ，他職種との連携）」に分けて考えます。

2-7 SWOT分析：
モノに関する「強み」「弱み」の分析前に行うこと

エクササイズ　「早期退院支援」を切り口にして，「強み」「弱み」を分析するための「モノ」の要素について，以下のStep（例）を参考に整理の仕方を練習しましょう

Step ⑥：Step ①〜 Step ②で整理した「入院患者の特徴」を確認する

- 後期高齢者（75 歳以上）の大腿骨頸部骨折による緊急入院が多い
- 入院前は ADL が自立していても，術後は筋力低下等により自力歩行困難の状態がほとんどである
- 自力歩行が困難なため転倒の危険性が高く，インシデント発生割合も多い
- 自力での体位変換が困難となるため，褥瘡を発生しやすくなる
- 術後にせん妄になるケースも多く，内服薬を自己管理できなくなる
- 一人暮らしの患者が多くなっており，退院後の介護を家族に期待できない場合が多い
- 自宅への退院には，リハビリテーションが必要である　　　　　　　　　　　　　など

Step ⑦：Step ①〜 Step ⑤について確認しながら，「療養環境の側面」を評価する

- セルフケアを促進する看護に必要な器材は整っているか？
  （車いす，歩行器，ポータブルトイレ，オーバーテーブルなど）
- 転倒を防止するための療養空間としての機能や器材が整っているか？
  （手すり，廊下の片づけ，照明，浴室の構造，離床センサーなど）
- 褥瘡発生を予防するための看護器材は整っているか？
  （褥瘡予防のマット，外転位保持装具〈外転枕：中綿タイプ〉など）　　　　　　など

Step ⑧：Step ①〜 Step ⑤について確認しながら，「看護サービス提供の側面」を評価する

- 標準看護計画を整備しているか？　活用しているか？　点検しているか？
- 大腿骨頸部骨折の地域連携クリティカルパスを整備しているか？　活用しているか？
- 転倒防止に関するマニュアルを整備しているか？　活用しているか？　点検しているか？
- 褥瘡予防に関するマニュアルを整備しているか？　活用しているか？　点検しているか？
- 退院支援フローチャートを整備しているか？　活用しているか？　点検しているか？　など

1. 「強み」「弱み」の分析で優先するのは，対象となる「入院患者の特徴」

　SWOT 分析で「強み」「弱み」の分析をすると，「ヒト」に関する側面で，「スタッフはやる気がない」「勉強不足である」「途中退職者が多く看護師不足である」など，看護職員に関する看護管理者の主観的な要素が真っ先に取り出されることが多いの

ですが，何より優先したいことは，SWOT 分析の切り口に関係した「入院患者の特徴」の整理です。それに沿って，「看護を提供するヒト」の要素として，「求められる能力」「看護のしくみ」「他職種との連携」に関してそれぞれ項目を立てていきます。次の段階で，「モノ」に関して評価する項目を立てていくのですが，そのときも，「ヒト」の分析で取り上げた「入院患者の特徴」を中心に考えていきます。

2.「モノ」の要素をとらえる2つの側面

> ……復習！
> 「モノ」に関する視点の考え方については，『病棟目標の立て方 第2版』p.48-49 も参照してください。

「モノ」の要素というと，医療機器，看護用具，衛生用品，文房具などの「物品」を思い浮かべます。もちろん，「モノ」であることに間違いはないのですが，SWOT 分析をするうえでは，対象となる「入院患者の特徴」を2つの側面からとらえると考えやすいです。1つは，医療や看護を提供するときにセルフケア能力を高めるモノや設備・安全を保証するモノや設備など，「療養環境の側面」から整理をします。そしてもう1つは，「マニュアルの整備」「安全を確保するための対策」など，質の高い「看護サービス提供の側面」から準備しておく必要のあるモノを整理します。

3.「モノ」の要素は，「その有無」「活用の有無」「点検の有無」で評価する

入院患者の事例のように，大腿骨頸部骨折で入院すると自力での歩行が難しくなります。個を尊重したリハビリテーションを行いながらセルフケア能力を高めるために，患者専用の「車いす」を確保できると，患者にとっても看護師にとっても効果的で効率的です。物品については，それを必要とする患者の割合や，どのように不足しているかについての検討も必要です。また，マニュアルなどについても，まず，マニュアルが準備されているかの「有無」を，それから「活用の有無」「点検の有無」をみていくことをおすすめします。

「強み」「弱み」を判断するには，各項目について「数値」で示し，それが病院経営にとって「強み」なのか「弱み」なのかを判断する必要があるのですが，この段階では，「多い」「少ない」「十分である」「不足している」など，まずは主観的な表現にしておいて，数値にするのは後でまとめて行ったほうが効率的です。

> **Point**
> - 「ヒト」に関する評価の視点として，「入院患者の特徴」を前項で展開しました。その「入院患者の特徴」は，「モノ」に関する評価の視点の基盤にもなります。
> - 「モノ」の要素は，対象となる「入院患者の特徴」を確認し，「療養環境の側面」と「看護サービス提供の側面」の2方向から整理することが必要になります。
> - 各項目について数値で表す前に，まずは，「多い」「少ない」「十分である」「不足している」など，主観的な評価をしておきます。

2-8 SWOT分析：カネに関する「強み」「弱み」の分析前に行うこと

エクササイズ

「早期退院支援」を切り口にして，「強み」「弱み」を分析するための「カネ」の要素について，以下のStep（例）を参考に整理の仕方を練習しましょう

Step ⑨：Step ①〜 Step ②で整理した「入院患者の特徴」を確認する（p.20参照）

Step ⑩：「入院患者の特徴」に関連する「患者増に関する診療報酬上の算定要件」を確認する

- 病床利用率は？　そのうち，対象となる入院患者の割合は？
- 緊急入院の割合は？
- 病棟全体の平均在院日数は？
- 対象となる患者の平均在院日数は？　　　　　　　　　　　　　　　　　　　　など

Step ⑪：「入院患者への医療サービスの提供」に関する「診療報酬上の算定要件」を確認する

- 病棟における紹介率は？　逆紹介率は？
- 対象となる患者の紹介率は？　逆紹介率は？
- 地域連携クリティカルパス使用患者数は？
- 連携施設等とのパスに関する検討会は
- 早期リハビリテーションの実施状況は？
- 在宅復帰率は？
- 退院支援計画書の作成は？
- 退院支援チームカンファレンスは？
- 訪問看護の実際は？
- 患者サポート体制は？
- リエゾンナースの配置は？
- せん妄の発生状況は？　　など

Step ⑫：「入院患者への医療サービスの提供」に関する「経費削減の状況」を確認する

- 合併症の発生率は？
- インシデント発生による入院期間の延長は？
- 診療報酬上の算定要件に関することは？
- 各種業務内容に関する費用対効果は？
- 褥瘡による創傷ケアの発生率は？　　など

復習！

「カネ」の要素の分析については，『病棟目標の立て方　第2版』p.50-51も参照してください。診療報酬制度については，『学習課題とクイズで学ぶ看護マネジメント入門　第2版』（以下，『看護マネジメント入門　第2版』）p.102-104で詳述しています。

1. 病院経営における「カネ」の分析に欠かせない「診療報酬上の算定要件」

一般企業の経営も，病院の経営も，「カネ」の管理の基本は，「収入」を増やし「支出」を抑えることです。一般企業は，消費者の支持がなければ淘汰されてしまいます。病院の場合は，医療サービスの利用がなければ経営は成立しません。

しかし，一般企業と病院の経営では，収入面で決定的な違いがあります。一般企業なら，生産するモノやサービスに対し価格をつけ，「早割」「ネット割引」「パック

割引」などで顧客を引き付け，売上上昇のための工夫をすることが可能です。しかし，病院経営における収入の大半については，「診療報酬」という公定価格が定められています。ゆえに，病棟運営の「カネ」の要素の分析時に，「診療報酬上の算定要件」を外すことはできません。

2.「患者増」や「医療サービス」に関する視点のポイント

「カネ」に関するSWOT分析は，「患者増」「医療サービス」「経費削減の状況」などについて行います。病棟運営における「患者増」は，「病床利用率」が基本的な指標となります。しかし，急性期治療を必要としなくなった患者が入院したままだと，それを必要とする患者に医療の提供ができなくなるおそれがあります。そのため，一般病棟入院基本料の算定には，「平均在院日数」「看護必要度の基準を満たす患者の割合」などの要件が定められています。平均在院日数が短く病床利用率が高いと，病床稼働率が高いことになるので，収入増の大きな要因になります。

「医療サービス」については，何が診療報酬上の算定要件となっているのかを確認することが重要です。緊急入院は，業務が煩雑となりスタッフに嫌がられますが，「救急医療管理加算」が算定できる入院であれば，地域への貢献と同時に病院経営への貢献になります。このように，診療報酬についての学習は，日々の仕事の経済評価を発見する機会になるので，看護管理者には欠かせないことです。

診療報酬は，施設基準を満たさない場合は算定できません。算定できる体制を整えることは医療の質の向上につながるので，現在算定できるかできないかにかかわらず，「カネ」の指標となり得るものと考えて分析することが重要です。

3.「経費節減」の視点と医療安全対策を進める意味

医療安全や感染防止対策の体制が整っていると，対策加算を算定できます。安全な医療の提供を評価されることが，現在のところは収入につながるのですが，その整備には，逆に出費がかさむ側面もあります。何かが起きてからでは遅いので，医療安全対策は，平時より危機管理として重要です。また，「カネ」の分析においては，アクシデントが起きれば多大な出費につながるので，起きないことが経費削減の側面を有することを理解することも重要です。

Point
- ○「ヒト」「モノ」の要素を分析する基盤は，「入院患者の特徴」でした。「カネ」の要素の分析も，「入院患者の特徴」が基盤になります。
- ○「カネ」の要素の分析には，「診療報酬上の算定要件」の理解が不可欠で，「患者増」「医療サービス」「経費削減の状況」に関するものの把握が効果的です。
- ○診療報酬についての学習は，日々の仕事の経済評価を発見する機会になり，スタッフへの意識づけを行ううえでも，看護管理者には欠かせないことです。

2-9 SWOT分析：
「強み」「弱み」の分類前に，リスト化した情報を数値に変換する方法

エクササイズ ▶ A病棟の師長は，A病棟の特徴の1つとして，「後期高齢者の大腿骨頸部骨折による緊急入院が多い」ことを挙げました．この情報を数値に変換するには，どのようにすればよいでしょうか？ 自分の病棟のデータを用いてエクササイズ①～⑤を解きながら，病棟の特徴を数値に置き換える基本的な方法について確認をしましょう

エクササイズ①：入院患者数の月平均は，何名ですか？

$$入院患者数の月平均（名）= \frac{1年間の入院患者数}{12 カ月}$$

エクササイズ②：緊急入院患者数の月平均は，何名ですか？

$$緊急入院患者数の月平均（名）= \frac{1年間の緊急入院患者数}{12 カ月}$$

エクササイズ③：入院患者数のうち，緊急入院患者数の割合はどれくらいですか？

$$緊急入院の割合（\%）= \frac{1年間の緊急入院患者数}{1年間の入院患者数} \times 100$$

エクササイズ④：緊急入院患者数のうち，大腿骨頸部骨折はどれくらいの割合ですか？

$$大腿骨頸部骨折の緊急入院割合（\%）= \frac{1年間の大腿骨頸部骨折の緊急入院患者数}{1年間の緊急入院患者数} \times 100$$

エクササイズ⑤：大腿骨頸部骨折の緊急入院患者数のうち，後期高齢者はどれくらいの割合ですか？

$$大腿骨頸部骨折の緊急入院のうち後期高齢者の割合（\%）= \frac{1年間に大腿骨頸部骨折で緊急入院した後期高齢者の数}{1年間の大腿骨頸部骨折の緊急入院患者数} \times 100$$

1. 「後期高齢者の大腿骨頸部骨折による緊急入院が多い」を数値で表現すると

仮に，①1年間の入院患者数が1200名だったら，月平均の入院患者数は100名。②1年間の緊急入院患者数が360名だったら，③緊急入院の割合は30%。④1年間の大腿骨頸部骨折の緊急入院患者数が120名だったら，緊急入院に占める割合

は約33％。⑤1年間の大腿骨頸部骨折の緊急入院患者数120名中，75歳以上の後期高齢者が108名だったら，その割合は90％です。この事例をもとに，「後期高齢者の大腿骨頸部骨折による緊急入院が多い」という情報を数値で表すと，「緊急入院の約33％が大腿骨頸部骨折で，そのうち90％が後期高齢者である」となります。

2. 数値に変換する意味

　SWOT分析では，取り上げた情報が「強み」であるか「弱み」であるかの分類をしていきます。そのプロセスで，「強みなのか」あるいは「弱みなのか」の判断が必要です。判断の根拠になるのが，現状を表す数値です。

　とかく，臨床現場で働いていると，「今月は緊急入院が多いよね」「うちの病棟は夜間の緊急入院が多すぎよ」とか「看護計画をほとんど立てていない」「インシデントが減ったよね」などと経験的に感じていることが話題になります。何をもって「多い」「少ない」とするかという論議をすることはあまりないかもしれませんが，こうした表現は主観的な表現であり，事実であるかどうかの根拠にはなりません。SWOT分析は，病棟の現状分析なので，根拠をもって「強み」「弱み」を判断するために，数値への変換が必要です。変換された数値から，誰もが共通認識を得ることになり，それが客観的な指標となります。

3. 主観的表現から客観的表現に変換する

　SWOT分析の整理の第1ステップでは，「多い」「少ない」「不十分である」などと，あまり表現にこだわらず主観的な表現でスタートすると取り組みやすいようです。必ずそうするようにというわけではありませんが，情報をリスト化するという手続きの途中で数値にするための計算を始めると，作業が分散され，かえって効率が悪くなります。

　また，日頃「多い」「少ない」と感じることでも，実際の数値を目にして「多いと思ったけれどそんなに多くない」「後期高齢者の入院は思ったより多い」などと知ることは，業務の中の新たな発見であり，病棟の特徴の認識が変化することもあります。また，根拠をどのように示すのかのトレーニングにもなります。

> うちの病棟は，緊急入院が多いのです……

Point

- ○○は，「強み」である。△△は，「弱み」である――「強み」であるのか，「弱み」であるのかを判断するためには，数値で表すことが必要です。
- 「うちの病棟は，夜間の緊急入院が多いのよ」などと言うことがありますが，「多い」という根拠はどこにあるのでしょうか？
- 「多い」「少ない」などの主観的な表現を，病棟の特徴として客観的な指標にしていくための手続きが，リスト化した情報を数値に変換することです。

2-10 SWOT分析：「"強み"なのか」「"弱み"なのか」を判断する方法

エクササイズ 次の表は，「早期退院支援」を切り口にしたときによく見かける，リスト化された情報の一部です．以下の①〜⑩は，強みでしょうか？ 弱みでしょうか？ どちらかを選び，その根拠を述べてください

A病棟の概要：病院周辺地域の年齢分布をみると65歳以上の高齢者が20％である．病院は，急性期一般入院料1算定，A病棟の病床数は42床である．地域医療支援病院を目指している

例：リスト化された情報	どちら？	その根拠は？
①昨年度の病床利用率の平均が76％であった	強み？ 弱み？	
②病棟に配属された看護師のうち新人看護師の構成割合が30％である	強み？ 弱み？	
③平均在院日数が19日を超える月があった	強み？ 弱み？	
④多職種による退院支援カンファレンスを週1回開催している	強み？ 弱み？	
⑤当病棟の入院に関する紹介率は30％で，逆紹介率は10％である	強み？ 弱み？	
⑥入院患者のうち後期高齢者の割合が30％である	強み？ 弱み？	
⑦看護師は退院支援に関する知識が不足しているが，やる気はある	強み？ 弱み？	
⑧高齢入院患者に対する早期リハビリテーションの実施率は5％である	強み？ 弱み？	
⑨皮膚・排泄ケア認定看護師が1名配属されている	強み？ 弱み？	
⑩転倒のアクシデントが昨年度の30名から20名に減少した	強み？ 弱み？	

＊ 考え方の例を，次項（p.30-31）で説明しています．

1. 「なぜ"強み"なのか」「なぜ"弱み"なのか」を判断する基準

病棟の特徴を表す「ヒト」「モノ」「カネ」に関する情報を数値化した後は，いよいよ「強み」あるいは「弱み」への分類の開始です．そのときに重要なことは，なぜ「強み」なのか，なぜ「弱み」なのか，その根拠を明確に説明できることです．

「強み」あるいは「弱み」の判断基準は，次の2本柱です．
①質の高い医療・看護の提供であること
②病院経営への貢献があること

リスト化した情報の1つひとつに対して，「強み」と判断する場合は，質の高い

情報②：病棟に配属された看護師のうち新人看護師の構成割合が30%である

新人看護師が30%って「弱み」だよね。それって，なぜ？

新人さんは病棟の業務に慣れていないから，インシデントなどを起こしやすくて，安全管理を進めるうえで心配よね

じゃあ，「弱み」に分類するときの表現はどうする？

「新人看護師の割合が30%なので，安全管理体制を整える必要がある」にしよう！

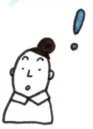

　医療・看護の提供をするうえでどのようなことが質を高めると考えるからなのか，病院経営にどのようなことが貢献していると考えるからなのか，その根拠を説明します。
　反対に，「弱み」と判断する場合は，医療・看護を提供するうえでどのような弊害があると考えるからなのか，病院経営にとってどのような問題があると考えるからなのか，その根拠を説明します。

2.「強み」あるいは「弱み」に分類する際の「表現の変換」のポイント

　「強み」または「弱み」に分類する際は，単純に分類するだけでなく，「強み」あるいは「弱み」と判断した根拠がわかるような表現に変換すると，後のクロスSWOT分析も行いやすく，重点課題の設定の際にも整合性をとりやすくなります。
　「強み」の場合は，その状況により「何が強化できるのか」などを，「弱み」の場合は，その困った状況が「どのようになればよいのか」「何を改善する必要があるのか」などを加えて端的に表現します。そうすると，分類した根拠を忘れないこと，根拠を病棟全体で共有することにもつながります。

> **Point**
> - リスト化した情報を数値化したら，次のステップは，「強み」あるいは「弱み」に分類することです。
> - そのとき必要なのが，「その数値がなぜ"強み"なのか」「なぜ"弱み"なのか」の根拠を説明することです。
> - 「強み」あるいは「弱み」の判断基準となる2本柱は，①質の高い医療・看護の提供であること，②病院経営への貢献があること，です。

2-11 SWOT分析：判断根拠を入れた「強み」「弱み」の表現方法

エクササイズ　以下に示す情報①〜⑩は，前項の「早期退院支援」を切り口にしてリスト化された「情報」です。前項で示した「強み」「弱み」の判断基準である，①質の高い医療・看護の提供であること，②病院経営への貢献があること，から検討してどちらかに分類し，判断根拠を示しています。それを踏まえ，情報①〜⑩について，「強み」「弱み」に分類した判断根拠を入れた表現に変換してみましょう

情報①：昨年度の病床利用率の平均が76％であった→「弱み」

判断根拠　病床利用率は，経営状況を判断するための代表的な指標の1つ。新公立病院改革ガイドライン[1]では，病床利用率が過去3年連続して70％未満の病院は「抜本的な見直しを検討すべきである」[2]と示している。病床利用率の最低ラインは80％程度に設定しておくことが必要。

　　変換した表現①　[　　　　　　　　　　　　　　　　　　　　　　]

情報②：病棟に配属された看護師のうち新人看護師の構成割合が30％である→「弱み」

判断根拠　新人看護師は，新人看護職員研修ガイドライン[3]に則って育成する必要がある。ガイドラインの看護技術についての到達目標では，1年以内に経験し修得を目指す項目が示され，項目ごとに「できる」「指導の下にできる」「演習でできる」「知識としてわかる」という目安も示されている。新人看護師が一人前になるまで，日常業務に関する安全体制を整備する必要がある。

　　変換した表現②　[　　　　　　　　　　　　　　　　　　　　　　]

情報③：平均在院日数が19日を超える月があった→「弱み」

判断根拠　A病院は，急性期一般入院料1を算定している。算定の施設基準では，「平均在院日数が18日以内であること」とされている。そのため，当病棟の平均在院日数が原因で，急性期一般入院料1届出の取り下げになる可能性がある。

　　変換した表現③　[　　　　　　　　　　　　　　　　　　　　　　]

情報④：多職種による退院支援カンファレンスを週1回開催している→「強み」

判断根拠　高齢入院患者の退院支援においては，入院時にスクリーニングを行い，多職種によるカンファレンスを実施してサービスの調整を行うことが効果的な退院支援につながり，また，入退院支援加算を取得することにつながる。

　　変換した表現④　[　　　　　　　　　　　　　　　　　　　　　　]

情報⑤：当病棟の入院に関する紹介率は30％で，逆紹介率は10％である→「弱み」

判断根拠 A病院は地域医療支援病院の承認を目指している。算定要件の1つが「紹介率50％以上かつ逆紹介率70％以上」。地域医療支援病院の取得は困難な状況。

> 変換した表現⑤ [   ]

情報⑥：入院患者のうち後期高齢者の割合が30％である→「弱み」

判断根拠 後期高齢者の入院は、一時的にでも臥床安静が必要となることが多く、入院時にADLが下がって在宅復帰が困難になった結果、入院が長引く場合がある。

> 変換した表現⑥ [   ]

情報⑦：看護師は退院支援に関する知識が不足しているが、やる気はある→「弱み」

判断根拠 いくらやる気があっても「知識不足である」と判断できる場合は、質の高いケアの実施は困難なので、「弱み」となる。また、一貫性のない要素を情報の中に組み込まないように整理するとよい。

> 変換した表現⑦ [   ]

情報⑧：高齢入院患者に対する早期リハビリテーションの実施率は5％である→「弱み」

判断根拠 高齢者（65歳以上）の入院割合が60％を超えるとする。高齢者の身体的機能の特徴からADLの低下が容易に予測できるが、早期リハビリテーションの実施が少ないと、患者のQOLを考えた場合に望ましくない。

> 変換した表現⑧ [   ]

情報⑨：皮膚・排泄ケア認定看護師が1名配置されている→「強み」

判断根拠 皮膚・排泄ケア認定看護師の配置により、高齢者のスキンケアの改善や褥瘡発生を予防するプログラムの検討を行うことで、褥瘡発生が予防でき、スキンケアレベルの強化が可能である。

> 変換した表現⑨ [   ]

情報⑩：転倒のアクシデントが昨年度の30名から20名に減少した→「弱み」

判断根拠 前年度より減少しているので「強み」と考える場合があるようだが、20名は、月当たりで1名以上の転倒であり、転倒防止対策が不足していることが考えられる。

> 変換した表現⑩ [   ]

Point

- 「強み」「弱み」に分類する際は、その根拠がわかるような表現に変換すると、後のクロスSWOT分析を行いやすく、重点課題を形成しやすくなります。
- 「強み」の場合は、その状況により「医療・看護がどのように強化できるのか」「病院経営にどのような貢献があるのか」などの表現を加えて端的に表現します。
- 「弱み」の場合は、その困った状況は「どのようになればよいのか」「何を改善する必要があるのか」などの表現を加えて端的に表現します。

2-12 SWOT分析：「機会」となる情報の整理方法

エクササイズ 次の①〜⑩に挙げた情報が，「高齢入院患者の早期退院支援」を切り口にしたSWOT分析の「機会」と思われる場合は○を，「機会」と思われない場合は×をつけてください

情報①：昨年，病院機能評価の認定を受けた　　　　　　　　　　　　　　（　）
情報②：今年，病院機能評価を受審する予定である　　　　　　　　　　　（　）
情報③：院内に退院支援システムがある　　　　　　　　　　　　　　　　（　）
情報④：糖尿病外来が開設された　　　　　　　　　　　　　　　　　　　（　）
情報⑤：救命救急センターの運用改編に伴い，看護師2名が増員予定である（　）
情報⑥：診療報酬における入退院支援に関する評価が変更された　　　　　（　）
情報⑦：近隣に介護施設が建設中である　　　　　　　　　　　　　　　　（　）
情報⑧：多職種でチームをつくり退院支援を行っている　　　　　　　　　（　）
情報⑨：電子カルテを導入予定である　　　　　　　　　　　　　　　　　（　）
情報⑩：地域の開業医と定例の勉強会を実施している　　　　　　　　　　（　）

復習！

1. SWOT分析における「O：機会」とは

具体的には，『病棟目標の立て方　第2版』p.52-53，p.58-59も参照してください。

　SWOT分析における「O：機会」とは，「強み」「弱み」として分析した内容について，「強み」を強化するために利用できる「機会」，あるいは「弱み」を改善するために利用できる「機会」となる情報の整理です（図1）。

　この「機会」は，病棟外・院外の外部環境要因についての情報を整理します。病院を取り巻く外部環境分析の主な視点は，「医療の需要状況」「医療の供給状況」「競合医療施設の状況」「法制的要因」「社会的・経済的要因」「不測事態要因」などです。

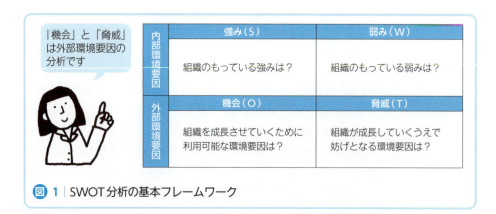

図1 | SWOT分析の基本フレームワーク

2. 取り上げた「機会」が外部環境要因であることを確認する

　SWOT分析の「機会」の整理では，該当項目がよい「機会」になるという考え方から，「情報①：昨年，病院機能評価の認定を受けた」「情報⑧：多職種でチームをつくり退院支援を行っている」も候補に挙げられることがあります。しかし原則として，「機会」は外部環境要因です。「病院機能評価の認定を受けた」ことは，すでにそれをチャンスとして活用した結果であると思われるので，外部環境というよりは，内部環境である「強み」として整理したほうがよいでしょう。同様に，「情報⑧：多職種でチームをつくり退院支援を行っている」ことも，病棟における内部の能力と考えて「強み」として整理したほうがステップアップした計画につながるでしょう。

3.「なぜ"機会"なのか」「"機会"としてどのように活用できるのか」を説明する

　外部環境要因はたくさんあります。日頃から自身のアンテナを高くして情報をキャッチすることが重要です。さらにここでは，**SWOT分析の切り口と関係した内容に絞る**ことがポイントです。そのため，どのように活用できる「機会」として情報をリスト化したのかを説明することが必要です。今回のSWOT分析の切り口は「早期退院支援」であり，「強み」「弱み」の整理から，「高齢入院患者の早期退院支援」に絞り込まれたとするため，「情報⑤：救命救急センターの運用改編に伴い，看護師2名が増員予定である」は，その「機会」としては関係性がみえないため，リストから外すことにしました。

4.「活用の方向性」を入れた表現に変換する

　「機会」にリスト化した内容を，SWOT分析の「切り口」と関係があるものに絞り，「強み」「弱み」で分析した内容をどのように強化・改善するための「機会」となると考えるのかがわかる表現にしておくと，後のクロスSWOTが行いやすくなります。前述の情報を基に**活用の方向性**を入れた表現に変換した例を，p.176に挙げます。

Point

- SWOT分析のOは「機会（opportunity）」です。「強み」をさらに強化するための「機会」となり，「弱み」を改善するための「機会」となる情報を整理します。
- 「機会」は，分析の切り口としたテーマの「強み」「弱み」に関係する内容であり，さらに外部環境要因（病棟外・院外の環境要因）であることの確認が必要です。
- 「強み」の強化においてどのような「機会」となるのか，「弱み」の改善のためにどのような「機会」になるのか，活用の方向性を入れて表現することが，ポイントです。

2-13 SWOT分析：
「脅威」となる情報の整理方法

エクササイズ 次の①～⑩に挙げた情報が，「高齢入院患者の早期退院支援」を切り口にしたSWOT分析の「脅威」と思われる場合は○を，「脅威」と思われない場合は×をつけてください

情報①：病床利用率が減少している （　）
情報②：認定看護師が勤務していない （　）
情報③：新人看護師の構成比が約40％であり，医療事故を起こす危険性がある （　）
情報④：スタッフのモチベーションが低い （　）
情報⑤：全国的に看護師不足である （　）
情報⑥：空床確保が困難で，救急応需ができないことについて苦情がある （　）
情報⑦：近隣に小児科・内科・整形外科のあるクリニックモールが開設される （　）
情報⑧：近隣でも，看護外来など専門性を活かした病院が増加している （　）
情報⑨：診療報酬改定により平均在院日数の短縮が求められている （　）
情報⑩：患者家族の高齢化も進み，独居や老老介護が増えている （　）

……復習！
具体的には，『病棟目標の立て方 第2版』p.52-53, p.58-59も参照してください。

1. SWOT分析における「T：脅威」とは

　SWOT分析における「T：脅威」とは，「弱み」で挙げた内容はもちろん，「強み」で挙げた内容でも，放っておくと病院経営の危機的状況を招く可能性がある情報についての整理です。

　この「脅威」は，「機会」と同様に，病棟外・院外の外部環境要因（p.32参照）についての情報を整理します。

2. 取り上げた「脅威」が外部環境要因であることを確認する

　SWOT分析の「脅威」の整理では，このまま放っておくと大変なことになるという危機意識から，「情報①：病床利用率が減少している」「情報②：認定看護師が勤務していない」「情報③：新人看護師の構成比が約40％であり，医療事故を起こす危険性がある」「情報④：スタッフのモチベーションが低い」が候補に挙げられることがあります。しかし原則として，「脅威」は外部環境要因です。病床利用率は，「カネ」に関する指標であり，「強み」か「弱み」に分類されます。看護師の構成比に関することやアクシデントの発生率，看護師のやる気などの問題も，内部環境に関する要因なので，「弱み」に分類するのが妥当です。

3.「なぜ"脅威"と考えるのか」その理由を説明する

　前述したように，SWOT分析の「脅威」が，一看護師長として感じる「脅威」に置き換わってしまい，「休日や夜間の入院が多い」「空床利用のため予定外の入院がある」ことなどを挙げてしまう場合があります。これらは，内部環境要因なので，「弱み」への分類が妥当です。このような混乱を防ぐためにも，「なぜ"脅威"と考えるのか」その理由を説明できることが重要です。その際，一病棟師長としてのセクショナリズムに陥らずに，内容が病院の経営においてどのような「脅威」となり得るのかという視点をもつことが重要です。

　また，「情報⑤：全国的に看護師不足である」は，確かに外部環境要因ですが，「高齢入院患者の早期退院支援」をテーマとして考える場合には「脅威」に結びつきにくいので，リストから外してよいでしょう。「脅威」に挙げる内容は，あくまでも <u>SWOT分析の切り口と関係した外部環境要因</u> であることがポイントです。

4.「脅威」と考える理由を加えた表現に変換する

　前述の情報を基に，「脅威」としてリストした内容（情報⑥〜⑩）を，<u>病院の経営上「脅威」であると考える理由</u>を加えた表現に変換した例を表1に挙げます。

表1 「脅威」の情報を「"脅威"と考える理由」を加えた表現に変換した例

- 表現⑥：救急応需ができないことについて苦情があり，このまま状況が変わらないと，地域への貢献度が下がり，紹介率が減少したり，信頼をなくしたりするかもしれない
- 表現⑦：近隣に小児科・内科・整形外科のあるクリニックモールが開設されるので，医療連携体制をとらないと，紹介患者が減少するかもしれない
- 表現⑧：近隣でも看護外来など専門性を活かした病院が増加しており，当院もセールスポイントがないと，患者の減少のみならず，看護師の採用にも影響し，看護師確保が困難になるかもしれない
- 表現⑨：平均在院日数の短縮が求められており，改善しないと，急性期一般入院料1届出を取り下げることになるかもしれない
- 表現⑩：患者家族の高齢化も進み，独居や老老介護が増え，自宅への退院が困難となる場合が増加し，在院日数がますます延びることが予測される

Point

- SWOT分析のTは「脅威（threat）」です。「強み」や「弱み」に分類された内容について対策を講じないと，病院経営の危機的状況を招くことが予測される情報を整理します。
- 「脅威」は，分析の切り口としたテーマの「強み」「弱み」に関係する内容であり，さらに外部環境要因であることの確認が必要です。
- 「脅威」は，病院経営の危機的状況について考え，「なぜ"脅威"と考えるのか」その理由を入れて表現することがポイントです。

2-14 クロスSWOT分析：
クロスSWOTを行うための基本的な4つのポイント

エクササイズ　「早期退院支援」を切り口に整理した「S」「W」「O」「T」の事例を図1の上部に挙げました。図1の下部のようにクロスさせ，重点課題について整理をしてください

復習！

SWOTからクロスSWOTへのつくり変え方については，『病棟目標の立て方 第2版』p.60-63も参照してください。

1.「強み」「弱み」「機会」「脅威」のクロスの4ポイント

ポイント①：「強み」と「機会」をクロスさせ，「強み」をさらに強化（「積極的戦略」）

　「強み」と「機会」をクロスさせる前に，まず，「強み」の中に，互いに強化し合う内容がないか確認します。事例の場合，「受け持ち看護師を中心に，退院支援カンファレンスの充実を図る」など，統合してみてもよいと思います。

　次に，「強み」と「機会」をクロスさせて，「強み」をさらに強化するための戦略を検討します。事例からは，「機会」の中にある「退院支援システムの充実」「地域の開業医との定例の勉強会」を活用し，「強み」の「多職種による退院支援カンファレンス」をクロスさせ，「地域の医療者も含めた多職種によるカンファレンスを導入し，受け持ち看護師を中心とした退院支援システムを強化する」などが挙げられます。

ポイント②：「弱み」と「強み」，「弱み」と「機会」をクロスさせ，「弱み克服策」を検討

　「弱み」はそれ自体が改善を必要とします。まず，「強み」を活かした「弱み」の改善策がないか確認します。次に，「機会」を活かし「弱み」を克服する方策を検討します。事例では，「弱み」の中に，「入院患者（30%が後期高齢者）のADL低下による入院日数の増加」が挙げられています。そこで，「機会」にある「退院支援システム」とクロスさせて，「高齢者のADLを低下させないようリハビリテーションを組み込んだ退院支援システムを構築する」ことが考えられます。もし，「機会」の中に，「弱み」を改善する内容が見当たらないときは，「機会」として見落としていることがあるかもしれません。その場合は，改めて「機会」となる情報を検討し直すことも必要です。

ポイント③：「強み」と「脅威」をクロスさせ，「差別化戦略」を検討する

　「強み」と「脅威」をクロスさせて，危機を克服できることがあれば，それは他の施設との差別化を図れるほど画期的な内容となる要素を含んでいます。事例のように，高齢患者の入院の長期化が問題となり，かつ，後方ベッドの確保も困難な現状にあるときは，「高齢患者のADLを下げずに自宅に退院できる看護を提供できる病院としてのブランド確立を目指す」など，発想の転換を図ることがポイントです。

ポイント④：「弱み」と「脅威」をクロスさせ，「最悪事態回避策」を検討する

	強み（S）	弱み（W）
内部環境要因	①多職種による退院支援カンファレンスを週1回開催し，退院支援の強化が可能である ②皮膚・排泄ケア認定看護師が1名配置されており，褥瘡発生の予防に成果を挙げている ③固定チームナーシングが定着し，受け持ち患者の看護計画が充実してきた ④大腿骨頸部骨折の緊急入院の受け入れをしており，地域医療連携に貢献している	①入院患者のうち後期高齢者の割合が30％で，ADL低下のため入院が長引く傾向にあるので，リハビリ強化プログラムが必要である ②平均在院日数が19日を超える月があり，急性期一般入院料1算定維持のため平均在院日数の短縮が必要である ③看護師は，退院支援について知識が不足しており，学習の必要がある ④インシデントの中では，転倒に関するインシデントが30％を占め，対策が必要である
	機会（O）	脅威（T）
外部環境要因	①院内に退院支援システムがあるので，早期に退院支援の相談が可能である ②診療報酬において，多職種チーム活動が評価される機会となる ③地域の開業医と定例の勉強会を実施しており，地域包括ケアを考える機会となる ④キャリア開発ラダーシステムが導入され，退院支援に関するレベル別教育が開始された	①患者家族の高齢化も進み，独居や老老介護が増え，自宅への退院が困難となる場合が増加し，在院日数がますます延びることが予測される ②近隣でも看護外来など専門性を活かした病院が増加しており，当院もセールスポイントがないと，患者の減少のみならず，看護師の採用にも影響し，看護師確保が困難になるかもしれない

重点課題検討フレーム		外部環境分析	
		機会（O）	脅威（T）
内部環境分析	強み（S）	積極的戦略 ・「強み」の中に，互いに強化し合う内容はないか ・「強み」を活かす「機会」はないか	差別化戦略 ・「脅威」を「強み」で強化して，危機を克服できるアイデアはないか
	弱み（W）	弱み克服策 ・「弱み」を「強み」で克服できないか ・「弱み」を克服できる「機会」はないか	最悪事態回避策 ・「弱み」を放っておくと，病院経営の危機的状況を招く課題はないか

図1 クロスSWOT分析フレームワーク

　「弱み」をそのまま放っておくと，病院経営の危機的状況を招くことになるかもしれないという意識をもって，どんな回避策が必要かを検討します。事例では，「弱み」も「脅威」も高齢社会を背景にした「入院の長期化」が挙げられています。「入院の長期化」により急性期病院としての役割を果たせなくなることが懸念されるので，その対策が必要となります。

Point

- クロスSWOT分析は，重点課題を検討する分析フレームワークです。「強み」「弱み」「機会」「脅威」の内容をクロスさせて，組織の重点課題を抽出します。
- 組織運営は，「強み」を強化することが基本です。まず，「強み」の中に，互いに強化し合うことが可能な要素がないか検討します。
- 「強み」を強化する「機会」，「弱み」を克服する「機会」を検討する際に，「機会」の内容の不足に気づく場合があります。そのときは再検討も必要です。

2-15 クロスSWOT分析：
クロスSWOT分析からみえた重点課題（病棟目標）の決定方法

エクササイズ 以下の図中にある内容①〜⑫は，クロスSWOT分析の結果，挙げられた方策です。①〜⑫について，病棟目標としての適応を検討して，適していると思うものに○を，適していないと思うものに△をつけてください。さらに，それぞれを「優先」「提案」「保留」と分けてください

復習！
「優先」「提案」「保留」の考え方は，『病棟目標の立て方 第2版』p.64-65も参照してください。

	クロスSWOT分析の結果	適応： ○ or △	「優先」 「提案」 「保留」
積極的戦略	①大腿骨頸部骨折用地域連携クリティカルパスを実用化する ②簡易で効果的な転倒リスクアセスメントシートを作成する ③骨折した高齢患者のケアのスペシャリストナースを育成する		
差別化戦略	④高齢患者のADLに応じた早期退院支援リハビリプログラムを作成する ⑤看護職の機能を活かした院内キャリアパスを作成する ⑥ワーク・ライフ・バランスの実現を目指し，多様な雇用形態を工夫する		
弱み克服策	⑦顧客満足度を高める接遇技術を習得する ⑧看護師の離職理由を明らかにし，定着促進の確保を図る ⑨在宅看護の研修をシリーズ化して知識を高める		
最悪事態回避策	⑩地域のクリニックや介護施設と看護間連携を進める ⑪看護職員満足度調査を行い，モチベーションの向上を図る ⑫後方連携を強化して，後方ベッドを確保する		

1. クロスSWOT分析の基本

前項でも述べたように，クロスSWOT分析は，病棟運営の「強み」「弱み」「機会」「脅威」を確認しながら，図1にあるような「積極的戦略」「差別化戦略」「弱み克服策」「最悪事態回避策」の内容を検討することです。

「積極的戦略」では「機会」をとらえて「強み」をさらに強化するための方策を，「弱み克服策」では「機会」を逃さないで「弱み」を改善して「強み」に変えていく方策を，「差別化戦略」では「脅威」をチャンスと受け止めて「強み」に変えることでほかにはない画期的な方策を，「最悪事態回避策」では「弱み」と「脅威」が重なった最悪の事態を避けるための方策を検討します。

各方策を検討する際には，実現可能性から考えると発想が貧弱になる（「そんなのうちの病棟では無理！」など）ので，それは後で整理することにして，「こんな取

重点課題検討フレーム	機会（O）…………	脅威（T）…………
強み（S）…………	積極的戦略 …………	差別化戦略 …………
弱み（W）…………	弱み克服策 …………	最悪事態回避策 …………

図1 クロスSWOT分析の基本構造

り組みをするといいよ！」というふうに，<u>未来志向で検討すること</u>が重要です。

2. 重点課題（病棟目標）の検討方法

クロスSWOT分析では，さまざまな方策が挙げられます。病棟目標は「患者に対する看護サービスの内容」であることを第一義的に考え，その決定の際には，看護サービスの内容が含まれることが適否の判定となります[*1]。

そのうえで，「積極的戦略」に挙げられた内容は，基本的に「強み」を強化する内容なので，「優先」して取り組むことが考えられます。しかし，③「骨折した高齢患者のケアのスペシャリストナースを育成する」は，教育計画の発展的な方向性として重要な内容ですが，病棟目標で掲げるよりは看護部全体のキャリアパスで検討したほうが向いていると思われるので，「△（提案）」としました。同様に，⑤⑥⑩は，質の高い看護サービスを進めるうえで，組織全体の構造上の課題であり，一部署で取り組むよりも看護部として取り組むほうがよいと思われるので，「△（提案）」としました。

また，⑦⑧⑪は，看護管理上の課題であることは言うまでもありません。しかし，「看護サービスの内容」が含まれているかとなると，「△」です。その課題については，「病棟目標」と分けて考えて（混乱しないように「保留」として），看護師長の課題として，別途，実態調査などを進めて取り組むことが必要です。

*1 目標設定の適否については，本書p.46-47を参照してください。

Point
- クロスSWOT分析は，「強み」「弱み」「機会」「脅威」をクロスさせて確認しながら，「積極的戦略」「差別化戦略」「弱み克服策」「最悪事態回避策」を検討します。
- 分析の際は，実現可能性を念頭におくと発想が貧弱になるので，実現可能性については後回しにし，将来を見据えて柔軟に検討することが重要です。
- クロスSWOT分析から重点課題（病棟目標）を決定する際は，「看護サービスの内容」であることを確認し，「優先」「提案」「保留」に分けると整理がしやすいです。

2 文 献

■引用文献
1）総務省：新公立病院改革ガイドライン，2015 年 3 月 31 日．
　〈https://www.soumu.go.jp/main_content/000350493.pdf〉（2022 年 7 月 4 日閲覧）
2）前掲書 1），p.8.
3）厚生労働省：新人看護職員研修ガイドライン，改訂版，平成 26 年 2 月．
　〈https://www.mhlw.go.jp/stf/seisakunitsuite/bunya/0000049578.html〉（2021 年 6 月 1 日閲覧）

第 3 部

部署目標の設定方法

3-1 「通常業務上の目標」「問題解決的目標」「革新的目標」の違い

> **エクササイズ** 次の①〜⑫は,「目標」として提示された事例です。それぞれについて「通常業務上の目標」と思われる場合は「A」を,「問題解決的目標」と思われる場合は「B」を,「革新的目標」と思われる場合は「C」を記入してください

① 本日の入院患者のデータを電子カルテに入力する （　）
② 夜勤師長に報告する重症患者の情報を整理する （　）
③ 手術患者の術前訪問を行う （　）
④ 受け持ち患者の退院指導を行う （　）
⑤ 転倒の発生要因を調査して,対策を立案する （　）
⑥ 高齢手術患者のチューブトラブルを防止する （　）
⑦ 誤薬を防止するため,与薬に関するマニュアルを作成する （　）
⑧ 救急入院の依頼に対し,入院ベッドを調整する （　）
⑨ 退院支援機能の充実を図り,地域連携を強化する （　）
⑩ 後方連携を拡大し,24時間救急受け入れ体制を強化する （　）
⑪ 受け持ち患者制の充実のために,入院・外来の一元化体制を構築する （　）
⑫ 後期高齢入院患者のADLを低下させずに,自宅への退院を促進する （　）

1. それぞれの目標の難易度

　組織の目標には,「通常業務上の目標」「問題解決的目標」「革新的目標」の3つの目標があります。その3つの目標を達成する場合の難易度を示したのが図1です。「通常業務上の目標」より「問題解決的目標」のほうが,「問題解決的目標」より「革新的目標」のほうが,達成の難易度が上がります。

　病棟目標は,基本的に「革新的目標」です。組織を前進・向上させることを目指し,安全を基盤にして,経済的かつ効率的に質を高めるための目標で,達成のレベルは高難度に位置づけられるものです。

2.「通常業務上の目標」とは

　「通常業務上の目標」は,ある職位がもつ日常業務上の責任を示す目標です。例えば,「今日は,入院が5件,手術が5件,退院が5件で忙しくなります。Aさんは,5号室患者の検温と耳鼻科入院患者のオリエンテーションを担当してください」などと調整が入ります。その場合,看護師Aにとっては「5号室患者の検温と耳鼻科

入院時オリエンテーション」が、責任をもって実施する本日の目標となります。

しかし、わざわざ「目標」という言葉を使って提示したりはせず、その目標達成のために仕事をしています。

事例の①〜④が「通常業務上の目標」の例になります。

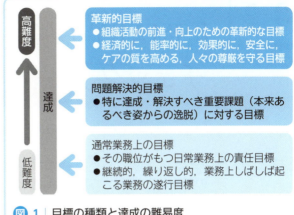

図1 | 目標の種類と達成の難易度

(G.S. オディオーン著, 市川彰, 他訳,：精解目標管理, ダイヤモンド社, 1983, p.93 より一部改変)

3.「問題解決的目標」とは

「問題解決的目標」は、本来あるべき姿からの逸脱に対して、それを解決するための目標です。事例⑤の転倒、事例⑥のチューブトラブル、事例⑦の誤薬、事例⑧救急入院依頼への対応など、本来あるべき姿から逸脱している問題状況を解決するための目標です。対策の立案に、根本原因分析法（RCA：Root Cause Analysis）[*1]が必要となることもあり、「通常業務上の目標」より達成は難しくなります。

4.「革新的目標」とは——病棟目標は、革新的目標である

「革新的目標」は、<u>組織活動を前進させる目標</u>です。組織の社会的な存在意義を果たしていくために、時代の流れを読みとり、社会のニーズに対応しながら、安全を基盤にして、経済的かつ効率的・効果的に質の向上を図り、組織を成長させるための目標です。病棟目標は基本的に革新的目標です。「通常業務上の目標」や「問題解決的目標」は、組織の基盤となる必然的な目標ですが、目の前の業務に追われるのみでなく、事例⑨〜⑫のように、病棟運営のビジョンを掲げ、質の高い看護のスパイラルアップ[*2]を行うための青写真を描くことが重要です。

*1 詳細については、『看護マネジメント入門 第2版』p.136-137で解説しています。

*2 PDCAサイクルにおいて、らせんを描くように継続的な改善を図る考え方。『看護マネジメント入門 第2版』p.6-7でも解説しています。

> **Point**
> - 目標には、「通常業務上の目標」「問題解決的目標」「革新的目標」があります。病棟目標は基本的に、組織の変革を目指した「革新的目標」です。「革新的目標」は、組織活動を前進させ、成長を図る目標です。
> - 「通常業務上の目標」は、日々の業務を行うための目標です。わざわざ「目標」という言葉を使って提示することはありません。
> - 「問題解決的目標」は、インシデントなど本来あるべき姿からの逸脱に対する問題解決を目指した目標です。

3-2 「SMARTの原則によるチェックシート」の活用

エクササイズ1 次の①〜⑩は、「目標」として提示された例です。それぞれについて、本来の目標の意味から判断し、適切であると思うものに○を、適切でないと思うものに×をつけてください

① できるだけ早く業務が終了するように努力する （　）
② 申し送りを15分以内で行うよう短縮化を図る （　）
③ 高齢手術患者のチューブトラブルの減少を図る （　）
④ 高齢手術患者のチューブトラブルの昨年度比10%減を目指す （　）
⑤ 専門職業人としての自覚をもち、自己研鑽に努める （　）
⑥ 呼吸リハビリテーションを学習し、院内看護レベル3をクリアする （　）
⑦ カンファレンスの充実を図る （　）
⑧ 多職種による退院支援カンファレンスを週1回実施する （　）
⑨ 平均在院日数の減少を図る （　）
⑩ 平均在院日数を18日以内とする （　）

1. 目標とは、「ゴール」であり、「期待する結果」を示したもの

> **復習！**
> 目標については、『病棟目標の立て方 第2版』p.74-75,『看護マネジメント入門 第2版』p.4-5も参照してください。

　そもそも目標とは、「ゴール」のことです。私たちは、「努力する」とか「頑張る」などの表現をすることが多々あります。しかし、この「努力する」「頑張る」は、気持ちや意思の表れで、標語やスローガンに使われることはあっても目標ではありません。ゴールは、サッカーのゴールネットのようにみんなにみえる必要があります。病棟目標や個々の目標は、言葉で表現することでゴールをみえるように示したもので、「期待する結果」です。

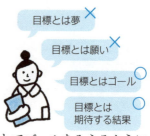

2. SMARTの原則で目標設定のポイントを確認する

> **復習！**
> SMARTの原則については、『病棟目標の立て方 第2版』p.78-79,『看護マネジメント入門 第2版』p.49も参照してください。

　目標設定をする際によく使われるものに、SMARTの原則があります。目標設定に必要な要素とは何かを端的に説明してあります。読者の皆さんが使いやすいように「SMARTの原則によるチェックシート」をつくりました。これを用いて右ページのエクササイズを確認してみましょう。

エクササイズ2 以下の病棟目標について，表1のシートの各「評価の視点」を満たす場合は○を，満たさない場合は×を，①〜⑩に記入してください

看護部目標：医療事故を防止し，安全な療養環境を提供する

病棟目標：誤薬の発生要因を明らかにし，原因ごとに対策を立て誤薬の減少を図る

表1 SMARTの原則によるチェックシート

記号	チェック項目（意味）	評価の視点	○or×
S	Specific 具体的である	何について取り組むのかわかるか？	①
		何を目指すのか具体的か？	②
M	Measurable 計測できる	目標達成後の変化の有無がわかるか？	③
		達成レベルを数値で示しているか？	④
A	Achievable 達成可能である	変革すべきことが示されているか？	⑤
		「高すぎず低すぎず」のレベルで達成可能であるか？	⑥
R	Relevant 関連性があり妥当である	看護部目標と整合性がとれているか？	⑦
		看護部目標の達成手段になっているか？	⑧
T	Time 期日が明確である	主要なステップがスケジューリングされているか？	⑨
		中間評価日，最終評価日を明確に示しているか？	⑩

以下にエクササイズ2の解説と解答を示します。

①「何について取り組むのか」→誤薬の発生要因を明らかにすることや，原因への対策を立案して誤薬を減らしていこうということがわかるので，「○」。

②「何を目指すのか」→誤薬の減少を図りたいということがわかるので「○」。

③「目標達成後の変化の有無」→誤薬が減少すると示してあるので「○」。

④「達成レベルを数値で示しているか」→数値が設定されていないので「×」。

⑤「変革すべきことが示されているか」→誤薬の減少と示されているので「○」。

⑥「達成可能であるか」→誤薬防止は，医療提供の原則です。したがって「○」。

⑦「看護部目標と整合性がとれているか」→医療事故防止に連動しているので「○」。

⑧「看護部目標の達成手段になっているか」→原因ごとに対策を立て誤薬の減少を図ると具体的に示されているので「○」。

⑨「主要ステップのスケジューリング」→示されていないので「×」。

⑩「中間評価日，最終評価日」→2つとも示されていないので，「×」。

Point

- そもそも「目標」とは「ゴール」のことです。サッカーのゴールネットはみえるものです。病棟目標や個人目標は，言語化することでみえるようにするものです。
- 目標は，「ゴール」であり，「期待する結果（目指すレベルについて皆が等しく理解できる）」です。「努力する」「頑張る」などの表現は，気持ちや意思の表れであり，目標ではありません。

3-3 病棟目標の設定時の確認事項

エクササイズ 次の①〜⑫は，ある病棟で提示した「病棟目標」です。「病棟目標」の内容として，適していると思うものに○を，適していないと思うものに×をつけてください

① 高齢入院患者のADLを低下させずに，早期退院を支援する （　）
② 人工股関節全置換術患者の再入院防止に向けて，生活指導を強化する （　）
③ 高齢手術患者のチューブトラブルを未然に防ぐ （　）
④ 個を尊重したエンドオブライフ・ケアを提供できるケアシステムを構築する （　）
⑤ 質の高い看護を提供する （　）
⑥ 効率的で効果的な業務改善を行う （　）
⑦ 安全な療養環境を提供する （　）
⑧ チーム内の役割を発揮し，責任をもって看護実践ができる （　）
⑨ 専門職業人としての自覚をもち，自己研鑽に努める （　）
⑩ スタッフ間の人間環境を良好にし，働きやすい職場環境をつくる （　）
⑪ スタッフのモチベーションを高める （　）
⑫ 介護サービスに対する学習を行い，退院支援力を高める （　）

1. 病棟の存在意義は何か？　何のために存在するのか？

そもそも，**病棟の存在意義**は何でしょう？　改めて言うまでもなく，「何らかの健康上の問題で入院療養が必要になった人に対して，医療・看護を行うこと」です。

アメリカの経済学者ピーター・F・ドラッカーは，マネジメントの役割は，①自らの組織に特有の使命を果たす，②仕事を通じて働く人たちを活かす，③社会の問題について貢献する[1]，と述べ，組織目標は組織の外に向けられている[2]，と強調しています。病棟目標は，対象である患者に対して向けられているものです。病棟目標を考える場合，まず，病棟の存在意義を確認しましょう！

2. 病棟目標の対象は誰？　実施するのは誰？

病棟の存在意義が，「入院患者に対する医療・看護サービス提供」であれば，病棟目標は誰を対象に設定されるか，その答えは明白です。看護の対象である患者・家族，あるいは，地域住民です。

したがって，病棟目標を考える際は，所属する病棟の入院患

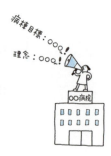

者の特徴から，提供する看護サービスの内容が集約されているかどうかの確認が大切です。

そして，病棟目標の達成は，誰が行うのでしょうか？　看護現場の第一線で活躍する看護スタッフです。したがって，スタッフが，どのような看護サービスを行えばよいのかがわかる表現である必要があります。

3. 病棟目標を，「漠然目標」「あやふや目標」にしない

エクササイズの事例①～④は，スタッフが患者に対して何を行うのか，テーマの絞り込みができています。したがって，病棟目標として適していると考えます。しかし，「⑤質の高い看護を提供する，⑥効率的で効果的な業務改善を行う，⑦安全な療養環境を提供する，⑧チーム内の役割を発揮し，責任をもって看護実践ができる」は，「漠然目標」「あやふや目標」と名付けられるものの代表的な表現です。看護の質を向上させることは，看護の基本的使命です。同時に，質の高い看護を効果的に行うために，安全であること，業務を改善することは，常に必要となることです。

事例の⑤～⑧は基本方針等に定めておき，病棟目標は①～④のように，その内容がわかるように提示することがポイントです。

4. 病棟目標と看護師長の看護管理上の課題は分けて考える

⑨～⑫のような目標もよく見かけます。「⑨専門職業人としての自覚をもち，自己研鑽に努める」は，専門職として心得て然るべきことであり，あえて目標設定する内容ではありません。また，「⑩スタッフ間の人間環境を良好にし，働きやすい職場環境をつくる，⑪スタッフのモチベーションを高める」は，病棟の運営を司る看護師長の管理課題であり，病棟目標の遂行と関係することではあるものの，病棟目標とは分けて考えることが，病棟目標設定のコツです。そして，「⑫介護サービスに対する学習を行い，退院支援力を高める」は，病棟目標で目指す看護の実践に必要な職員の学習目標としてセットで考えるとよいものです。

病棟目標を設定するうえで最も重要なことは，病棟の存在意義が反映されていることです。それは，「質の向上」「業務改善」「安全確保」がベースとなり，具体的で，スタッフにも患者にも何をするのかがわかる表現であることがポイントです。

Point
- そもそも，病棟は何のために存在しているのでしょうか？　改めて言うまでもなく，病棟は入院患者に対する医療・看護サービスを行う場所です。
- ドラッカーは言います。企業（組織）の目的は，その中ではなく，その外に向けられている[2]，と。病棟目標も，病院の外に発信しているのです。
- 病棟は存在意義を果たすことが使命です。そのための病棟目標です。病棟目標の対象は，「患者」であることが第1の要件です。

3-4 成果を測定できる目標への変換方法

エクササイズ ある病棟で，例①に示す病棟目標を提示しました。定性目標なので，このままでは成果を測定できる目標ではありません。「SMARTの原則によるチェックシート」（p.45）を基にして，それぞれ，「定量目標」につくり変えてください

> **例①** 病棟目標：医療事故を防止する

これを「SMARTの原則」を基に変換すると ↓

S：何に関する事故防止に取り組むのか？　どんなインシデントが多いのか？
　→解説：転倒，誤薬，チューブトラブル，誤嚥など，具体的な事象を入れましょう。

M：現象の変化を示す表現は？　目標値を数値で表すと？　達成したい状況は？
　→例：転倒のアクシデントの減少，転倒リスクアセスメントシート作成　など
　→例：転倒発生割合の前年度比10％減，転倒リスクアセスメントシートの完成と90％以上の活用　など

A：変革すべきことは？　実現可能な達成レベルか？
　→例：転倒の減少，転倒リスクアセスメントシートと転倒防止マニュアルの作成　など

R：看護部目標の達成手段になっているか？
　→解説：安全な療養環境を提供するための達成手段の1つですが，具体的な行動計画にする必要があります。

T：どんな主要なステップがあるか？　中間評価日・最終評価日をいつにするか？
　→例：4月に転倒防止チームを編成して，6月に転倒リスクアセスメントシートを完成させ，7月までに転倒の原因を明らかにし，9月までに原因別に対策を検討しマニュアルを作成，10月から実施する。中間評価日は9月とし，最終評価日は実施率の確認も含めて翌年2月にする。　など

1.「定性目標」と「定量目標」の違い

復習！「定性目標」から「定量目標」への変換の基本的方法については，『病棟目標の立て方 第2版』p.80-81も参照してください。

目標の示し方には，「定性目標」と「定量目標」があります。「定性目標」は，達成したい内容を示しているものの数値を入れずに表現したものです。「定量目標」は，その「定性目標」を定量化したものです。測定できる目標とは，「定量目標」のこと

「定性目標」を「定量目標」に変えるといっても，SMARTの原則でチェックした内容を全部入れたら，とんでもなく長い目標になってしまうのでは……？

をいいます。目標は「定性目標」で表現されがちです。「定量目標」は，この「定性目標」を可視化できるように変換させたものです。

2. 目標の表現が長すぎるとわかりにくい

さて，例①の「医療事故を防止する」は，定性目標です。SMARTの原則に基づいて文章で表現すると，以下の例②の表現（定量化したが長すぎる目標）になりました。

> 例②　高齢入院患者の転倒の発生を未然に防ぐために，4月に転倒防止チームを編成して，6月に転倒リスクアセスメントシートを完成させ，7月までに転倒の原因を明らかにし，9月までに要因別の対策を検討し，新マニュアルを作成，10月から対策を実施し，転倒の発生率を前年度比10%減とする。中間評価は9月とし，最終評価は転倒リスクアセスメントシートと新マニュアルの実施率，高齢入院患者の転倒の発生率の確認も含めて翌年2月にする。

これだけ長い文章になると，何をすればよいのかが明記してあっても把握しにくく，まだ不足していることがあっても気づきにくくなっています。

病棟目標は，スローガンではなく，組織を具体的に変革させるためのゴール（目標）設定です。そのために，「行動レベルの目標」に分けて整理することがポイントになります。

3. 目標を分割する

そこで，わかりやすくするために，例②を分割して提示しました。
①高齢入院患者の転倒の発生を未然に防ぐ
②4月に転倒防止チームを編成する
③6月に転倒リスクアセスメントシートを完成させる
④7月までに転倒の原因を明らかにする
⑤9月までに要因別の対策を検討し，新転倒防止マニュアルを作成する
⑥10月から新マニュアルに基づいた対策を実施する
⑦中間評価は，9月に行う
⑧最終評価は，翌年2月に行う
⑨評価項目は，転倒リスクアセスメントシートの実施率，新マニュアルの実施率，高齢入院患者の転倒の発生率とする

> **Point**
> - 目標の表現法には，「定性目標」と「定量目標」の2種類があります。成果を測定できる目標は「定量目標」です。
> - 「定性目標」は数値が入っていない表現で，「定量目標」は，「定性目標」を基盤にしてSMARTの原則の内容を組み入れて作成します。
> - 定量化された内容を組み入れても，ダラダラと長い文章では何をするのか把握しにくく，抜けていることにも気づきにくいので，分割して提示します。

3-5 病棟目標のブレークダウンの方法

エクササイズ 病棟目標の分割：A病棟では，次年度の病棟目標の1つに「(1) 高齢入院患者のADLを低下させず，自宅への早期退院を支援する」を掲げました．その実現に向け，病棟目標を「高齢入院患者の——1) 転倒を未然に防ぐ，2) 早期リハビリテーションを導入する，3) 退院支援カンファレンスを実施する」の3つに分割し，それぞれを「中目標」としました．この場合，皆さんの病棟では，どのような「小目標」が必要になるでしょうか？　さらに，何を成果目標にしますか？　以下の図に書き込んでみましょう

病棟目標（大目標）：(1) 高齢入院患者のADLを低下させず，自宅への早期退院を支援する

中目標
- 1) 高齢入院患者の転倒を未然に防ぐ
  - 小目標
    - ①
    - ②
    - ③
  - アクションプラン

中目標
- 2) 高齢入院患者の早期リハビリテーションを導入する
  - 小目標
    - ①
    - ②
    - ③

中目標
- 3) 高齢入院患者の退院支援カンファレンスを実施する
  - 小目標
    - ①
    - ②
    - ③

1. 病棟目標を分割するとは

　病棟目標を「(1) 高齢入院患者のADLを低下させず，自宅への早期退院を支援する」とした場合，この目標は大きく，具体的に何をすればよいかわかりません．そこで，前述のように，この大目標を「1) 転倒を未然に防ぐ」「2) 早期リハビリテーションを導入する」「3) 退院支援カンファレンスを実施する」の3つに分割し，それぞれを「中目標」としたのです．さらに，より具体的な小目標に分割していきます．目標を分割するということは，何をするのかをわかりやすくしていくことです．

2. 大目標から成果目標まで——病棟目標の分割例

図1では，大目標を分割して，中目標をつくり，その1つを「1）高齢入院患者の転倒を未然に防ぐ」としました。さらに，小目標をつくり，その1つを「①転倒の原因を分析し，要因別にマニュアルを作成する」として，6つの成果目標（①～⑥）を提示しました。この成果目標の達成を目指した具体的な計画の集まりが**アクションプラン**です。そして，目標達成のために活動するグループを編成することを「組織化」といいます。このアクションプランは，スタッフの自己目標とリンクします。

病棟目標（大目標）：（1）高齢入院患者の ADL を低下させず，自宅への早期退院を支援する

中目標　1）高齢入院患者の転倒を未然に防ぐ

小目標　①転倒の原因を分析し，要因別にマニュアルを作成する

成果目標（アクションプラン）

目標（内容）	成果指標	目標値・期限	担当	行程表
①転倒の原因のリスト（表）をつくる	リスト（表）完成	7月	Aチーム	
転倒アクシデントの発生する時間帯	○年度分分析	5月		
患者の年齢，認知度，介護度等	○年度分分析	6月		
②要因別対策（案）を作成する	対策（案）完成	8月		
○○○○○……………	病棟会議承認	9月		
③修正後，マニュアルを完成する	ファイリング	9月		
④スタッフ説明会を開催する	説明会の開催	10月		
○○○○○……………				
⑤新マニュアルを活用する	使用率	90%		
○○○○○……………				
⑥転倒のアクシデントが減少する	アクシデント数	○%		
○○○○○……………				

図1 病棟目標を大目標として，成果目標（アクションプラン）まで目標を分割した例

Point

- 例えば，「高齢入院患者の転倒を防止する」という目標を設定した場合は，その一文だけではどのようにその目標を達成するのか，具体的な内容がわかりません。
- 病棟目標を分割するとは，大きい目標を行動レベルの目標にまで，より具体的に（何をすればよいのかがわかるように）していくことです。
- 成果目標は，具体的な行動レベルの内容で，その到達を判定するための成果指標（成果尺度）と目標値が組み入れられたものです。

3-6 「成果目標設定シート」の活用方法

エクササイズ 次の①〜⑦は，病棟目標（1）を定量目標につくり変えてできた長い目標を分割したものです。以下の「成果目標設定シート」を利用すると，それぞれ，どのように記載されるでしょうか？ 表中に記入してください

病棟目標（1）：高齢入院患者の転倒を未然に防ぐ

① 4月に転倒防止チームを編成する
② 6月に転倒リスクアセスメントシートを完成させる
③ 7月から転倒リスクアセスメントシートを活用し，使用率を90％とする
④ 7月までに転倒の原因を明らかにし，一覧表を作成する
⑤ 9月までに要因別の対策を検討し，新転倒防止マニュアルを作成する
⑥ 10月から新マニュアルに基づいた対策を実施し，実施率を90％とする
⑦ 高齢入院患者の転倒の発生率を前年度比10％減とする

病棟目標（1）高齢入院患者の転倒を未然に防ぐ　　（担当：　　　）			アクションプラン
定性目標（内容）	成果指標	目標値	
			（個別に計画する）
			（個別に計画する）
			（個別に計画する）
			（個別に計画する）
			（個別に計画する）
			（個別に計画する）

成果目標（定量目標）となる

復習！

1. 成果目標の基本構成

成果目標については，『病棟目標の立て方 第2版』p.84-85も参照してください。

　目標には，「定性目標」と「定量目標」があり，測定できる目標は「定量目標」です。成果目標は「定量目標」なので，「定性目標」を「定量目標」に変換する必要があります。「定性目標」から「定量目標」のつくり方は，前項で述べたとおりです。成果目標の基本構成は，図1で示す3つの要素になります。定性目標（内容）を基本にして，1つの内容について，2つの視点で構成します。

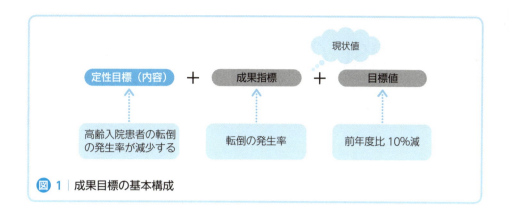

図 1 | 成果目標の基本構成

2.「成果目標設定シート」による目標設定の例

図2は,「成果目標設定シート」を活用した目標展開の例です。

成果目標は,「定性目標（内容）」と「成果指標（成果尺度）」と「目標値」の組み合わせです。「成果目標設定シート」は, この3項目を基本に, アクションプランと組み合わせて構成します。一文にすべてを組み入れるよりもわかりやすく, つくりやすくなります。アクションプランは, 定性目標（内容）の大きさと連動を考え, 担当グループを編成して, 別途作成します。そこに, スタッフの自己目標をリンクさせていきます。

病棟目標（2）誤薬の要因に基づいた与薬システムを整備して, 誤薬の減少を図る		
定性目標（内容）	成果指標	目標値
誤薬が減少する	誤薬の発生率	前年度比10%減
誤薬防止のチェックリストを作成する	チェックリストの完成の有無	9月に完成（病棟会議で報告）
チェックリストを利用する	チェックリスト使用率	対象患者の90%以上
インシデントレポート（レベル0-1）が減少する	インシデントレポートの数	前年度比30%減
RCA学習会を開催する	学習会の開催数	年2回
スタッフがRCA学習会に参加する	参加率	各80%以上

図 2 |「成果目標設定シート」を活用した目標展開の例

Point

- 定量化した内容を組み入れることで目標の表現が長くなるのを避けるために, 必要事項を組み入れた目標設定シート（フォーマット）を活用すると便利です。
- 目標設定シートの基本となる構成（項目）は,「定性目標（内容）」「成果指標（成果尺度）」「目標値」と「アクションプラン」の組み合わせです。
-「アクションプラン」では具体的なスケジュールなどを示すため, 同じシートには書き切れないので, 別途, 成果目標別に作成したほうがよいでしょう。

3-7 BSCの4視点の因果連鎖がうまくいかない例とその主な理由

エクササイズ 以下の病棟目標に沿ったBSCの目標設定（展開）をみて，「おかしい」と思う部分を示し，その理由を説明してください

病棟目標：誤薬の減少を図る

展開 視点	視点別目標（内容）	成果指標	目標値
財務の視点	・平均在院日数が減少する ・使用していない場所の電灯を消す	・在院日数 ・電気使用量	・20日以内 ・前年度比15%減
顧客の視点	・満足度が高まる	・顧客満足度	・顧客による自己評価3.5以上
業務プロセスの視点	・誤薬の減少を図る	・誤薬の発生数	・前年度比10%減
学習と成長の視点	・フットケアに対する技術を高める学習会を開催する	・学習会の開催数	・3回／年

解答

1. BSCをうまく展開できない第1の理由

*1 本書p.66-67を参照してください。

「BSC*1を一度は始めてみたけれど，なんかうまく展開できなくて，現在は行っていないんです」と話される多くの看護管理者に，どのように実施されているのかを伺うと，ほとんどの場合，次のようなお話が返ってきます。

> 職員の「学習と成長の視点」は，今日的に必要な研修会などの企画がすぐ浮かびます。「業務プロセスの視点」も，改善しなければならないことがたくさんあるのでなんとか計画できます。しかし，「顧客の視点」になると「満足度調査」以外浮かばなくて……「財務の視点」も何にしようか簡単に浮かばなくて，まして，アクションプランは「節電」などのイメージが強く，なんか違う……と思っても，どうすればよいかわからず，結局，やめてしまいました。

お話を伺うと，うまくいかない理由のほとんどが，「財務の視点」「顧客の視点」「業務プロセスの視点」「学習と成長の視点」をそれぞれバラバラに計画立案していることにありました。

2. BSCをうまく展開できない第2の理由

次に，うまく展開できない理由が，「顧客の視点」と「財務の視点」のアクション

プランを詳細に考えようとすることでした。「顧客の視点」は，「学習と成長の視点」での取り組みと「業務プロセスの視点」での取り組みのアウトカムとしての顧客満足についての視点なので，アクションプランについては，「誰が，どのように，顧客満足に関する内容として，何を測定するのか」を決めるだけでよいのです。また，「財務の視点」も，「学習と成長の視点」での取り組みと「業務プロセスの視点」での取り組みを通して，アウトカムとしての「顧客の視点」が加わったうえでの，病院の経済的効果や患者増等のアウトカムなので，アクションプランについては「財務の視点」の内容を「誰が集計して提示するのか」を決めればよいわけです。

3. BSCの「4つの視点」の因果連鎖

> 復習！
> BSCの因果連鎖の考え方は，本書 p.66-75と『病棟目標の立て方 第2版』p.94-95も参照してください。

　BSCの大きな特徴が，**「4つの視点」の因果連鎖**です（図1）。それぞれの視点をバラバラに考えない（輪切りにしない）ことが何より重要な点です。1つの病棟目標に対して4つの目標に分割します。病棟目標が2つあれば，BSCシートは2枚作成します。

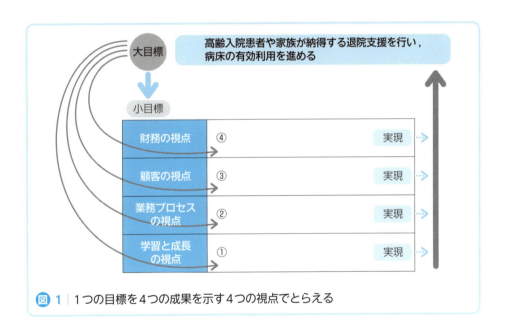

図1｜1つの目標を4つの成果を示す4つの視点でとらえる

> Point
> - BSCをうまく展開できないと感じる主な理由は，「財務」「顧客」「業務プロセス」「学習と成長」に関する各視点の内容をバラバラに考えてしまうことにあります。
> - BSCの大きな特徴は，4つの視点の因果連鎖です。それぞれの視点をバラバラに考えない（輪切りにしない）ことが何より重要なポイントです。
> - 1つの病棟目標に対して4つの目標に分割します。病棟目標が2つあれば，BSCのシートは2枚作成することになります。

3 文 献

■引用文献
1）P・F・ドラッカー著, 上田惇生編訳：マネジメント, エッセンシャル版, ダイヤモンド社, 2001, p.9.
2）前掲書1), p.15.

第4部

成果指標の考え方と提示方法

4-1 医療の質評価の3つの視点：
「構造」→「プロセス」→「アウトカム」でとらえる「成果」の考え方

1. 3つの視点から具体的な目標設定を行うポイント

　部署の現状分析を行い，目標を設定する（成果目標・指標を考える）ときは，医療経済学者アベディス・ドナベディアンが医療の質評価のために提唱した「ストラクチャー（構造）」「プロセス（過程）」「アウトカム（結果）」の視点に基づくと，バランスよい内容を提示できます。この3つの視点は，よい「アウトカム」を挙げるためには，よい「構造」があり，その構造に基づいたよい「プロセス」があるという，三側面の関係を示しています。

　目標設定の大きなポイントは，上位目標から下位目標へとブレークダウンして，具体的な目標に変化させていくことです。このブレークダウンを，「構造」→「プロセス」→「アウトカム」の視点ごとに提示すると，「どのような目標が必要なのか」「何を評価すればよいのか」等の具体的な目標設定につながります。

　表1では，「褥瘡ケアの充実を図る」という病棟目標に対して，「構造」「プロセス」「アウトカム」の視点に基づいた成果目標・成果指標（成果尺度）・目標値を例示しました。

2. 「構造」に関する成果目標と成果指標

　「構造」に関する成果目標は，実際に活動する（看護ケアの提供等）前の計画立案段階に当たります。表1に提示した例では，病棟目標に対して，「1 多職種褥瘡ケアチームを編成する」「2 褥瘡ケアマニュアルを整備する」等を計画しています。これらは，実際に褥瘡ケアを提供する前のしくみ（構造）の計画です。その成果指標として，「チームの編成」「マニュアルの完成」を設定しました。ここでは，活動するためのしくみを計画することになります。

3. 「プロセス」に関する成果目標と成果指標

　「プロセス」に関する成果目標は，具体的な看護ケアの提供等に関する内容です。表1では，「構造」の成果目標として設定した「4 褥瘡リスクアセスメントシートを作成する」を受けた「プロセス」の成果目標として，「1 褥瘡リスクアセスメントシートを使用して，入院患者のアセスメントを行う」を設定しています。この場合の成果指標は「アセスメントの実施率」とし，目標値を100％と設定しました。

表1 「構成」「プロセス」「アウトカム」の視点ごとの提示

病棟目標（例）：褥瘡ケアの充実を図る

	成果目標（例）	成果指標（例）	目標値（例）
構造	1 多職種褥瘡ケアチームを編成する	チームの編成	○月編成
	2 褥瘡ケアマニュアルを整備する	マニュアルの完成	○月完成
	3 褥瘡ケアマニュアルに基づき，褥瘡ケア手順チェックリストを作成する	リストの完成	○月完成
	4 褥瘡リスクアセスメントシートを作成する	シートの完成	○月完成
	5 褥瘡ケアに適切な用具を選定する	選定案の完成	○月完成
	6 褥瘡ケア技術学習会を企画する	学習会の開催数	○回／年
プロセス	1 褥瘡リスクアセスメントシートを使用して，入院患者のアセスメントを行う	アセスメントの実施率	入院患者の100％
	2 褥瘡ケア手順チェックリストに基づきケアを実施する	ケアの実施率	対象患者の100％
	3 多職種による褥瘡ケアカンファレンスを行う	開催数 検討事例数	○回／週 ○例／回
	4 褥瘡予防・改善のための栄養管理カンファレンスを行う	開催数 検討事例数	○回／週 ○例／回
	5 スタッフが褥瘡ケア技術学習会に参加する	参加率	○％以上
	6 褥瘡ケアの基本技術を理解する	ミニテスト得点率 （eラーニング実施率）	平均○点以上
アウトカム	1 新規褥瘡発生患者数が減少する	年間新規褥瘡発生率	前年度比○％減
	2 褥瘡保有患者の褥瘡が改善する	褥瘡改善率	対象患者の100％
	3 褥瘡保有患者の栄養状態が改善する	身体検査データの改善率	対象患者の100％
	4 褥瘡による入院期間延長が減少する	入院期間延長率	前年度比○％減

4.「アウトカム」に関する成果目標と成果指標

「アウトカム」に関する成果目標は，「構造」の成果目標を達成し，「プロセス」の成果目標を達成したうえで目指す結果を示す内容になります。

表1では，「アウトカム」に関する目標として，「1 新規褥瘡発生患者数が減少する」「2 褥瘡保有患者の褥瘡が改善する」等を提示しています。成果指標は「年間新規褥瘡発生率」「褥瘡改善率」等を示しました。目標値については，前年度の該当データを整理したうえで，計画内容の実践により目指す数値（前年度比％など）を設定することが妥当です。

4-2 医療の質評価の3つの視点：「構造」の成果指標のつくり方

1.「構造」の成果目標の考え方

「構造」の成果目標は，「あるべき姿」の実現に向けた，ヒト・カネ・モノを活用するための枠組み（しくみ）に当たる部分です。図1は，病棟目標を実現するための「構造」に関する成果目標の基本的な考え方（3つのポイント）を示したものです。

2.「構造」の成果指標のつくり方

図1の病棟目標A「高齢患者が早期に自宅へ退院できるように支援する」を実現

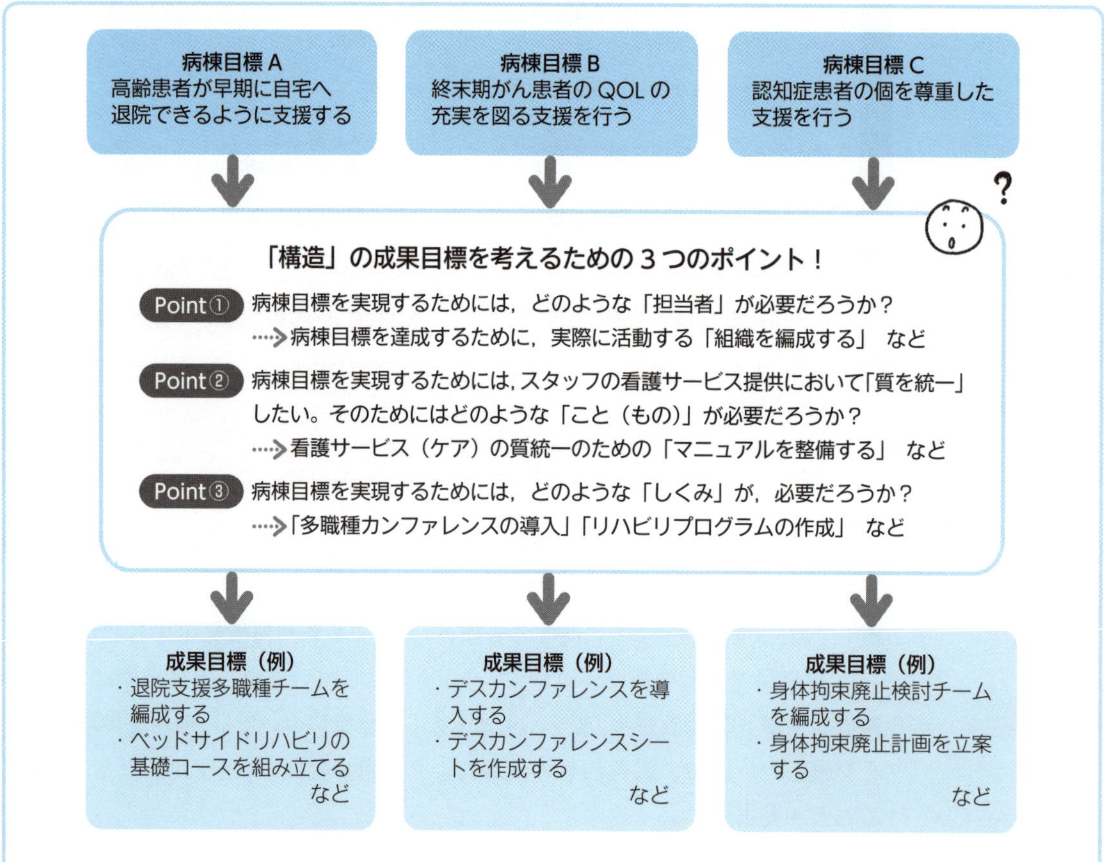

病棟目標A
高齢患者が早期に自宅へ退院できるように支援する

病棟目標B
終末期がん患者のQOLの充実を図る支援を行う

病棟目標C
認知症患者の個を尊重した支援を行う

「構造」の成果目標を考えるための3つのポイント！

Point① 病棟目標を実現するためには，どのような「担当者」が必要だろうか？
　　　→病棟目標を達成するために，実際に活動する「組織を編成する」　など

Point② 病棟目標を実現するためには，スタッフの看護サービス提供において「質を統一」したい。そのためにはどのような「こと（もの）」が必要だろうか？
　　　→看護サービス（ケア）の質統一のための「マニュアルを整備する」　など

Point③ 病棟目標を実現するためには，どのような「しくみ」が，必要だろうか？
　　　→「多職種カンファレンスの導入」「リハビリプログラムの作成」　など

成果目標（例）
・退院支援多職種チームを編成する
・ベッドサイドリハビリの基礎コースを組み立てる
　　　　　　　　　など

成果目標（例）
・デスカンファレンスを導入する
・デスカンファレンスシートを作成する
　　　　　　　　　など

成果目標（例）
・身体拘束廃止検討チームを編成する
・身体拘束廃止計画を立案する
　　　　　　　　　など

図1 「構造」に関する成果目標の考え方

するための構造に関する成果目標（例）は，「退院支援多職種チームを編成する」「ベッドサイドリハビリの基礎コースを組み立てる」などの「しくみづくり」です。

そして，それらの成果指標としては，しくみの完成を示すものを考えます。

3.「構造」の成果目標と成果指標の主な具体例

「構造」における成果目標とは，例に示した「退院支援多職種チームを編成する」「ベッドサイドリハビリの基礎コースを組み立てる」等，このような状況をつくりたいという具体的な思いが言語化されたものです。

成果指標は，提示した成果目標に対して，何をもって目標達成と判定するか，達成度を測定する内容になります。そのような意味で，「成果指標」＝「成果尺度」です。「構造」に関しては，何をしくみとしてつくるのかに対して，その「完成」が主な成果指標となり，目標値としては完成月を提示します。

具体的には，表1のモデル（例）に示します。

表1 |「構造」の成果目標と成果指標のモデル（例）

	成果目標（例）	成果指標（例）	目標値（例）
構造	1 ○○のチームを編成する ・リハビリ強化チームを編成する ・褥瘡対策チームを編成する	チームの編成 〃 〃	○月編成 〃 〃
	2 ○○のマニュアルを作成する ・褥瘡ケアマニュアルを作成する ・フットケアマニュアルを作成する	マニュアルの完成 〃 〃	○月完成 〃 〃
	3 ○○のクリティカルパスを作成する ・大腿骨頸部骨折用パスを作成する ・脳卒中地域連携パスを作成する	パスの完成 〃 〃	○月完成 〃 〃
	4 ○○のアセスメントシートを作成する ・転倒リスクアセスメントシートを作成する ・せん妄アセスメントシートを作成する	シートの完成 〃 〃	○月完成 〃 〃
	5 ○○患者の指導書を作成する ・糖尿病患者の生活指導書を作成する ・胃切除後の日常生活に関する指導書を作成する	指導書の完成 〃 〃	○月完成 〃 〃
	6 ○○のパンフレットを作成する ・分割食に関するパンフレットを作成する ・骨粗鬆症予防パンフレットを作成する	パンフレットの完成 〃 〃	○月完成 〃 〃

4-3 医療の質評価の3つの視点：
「プロセス」の成果指標のつくり方

1.「プロセス」の成果目標の考え方

「プロセス」の成果目標は，<u>看護実践の計画</u>に関することです。「プロセス」の成果目標は，基本的に独自につくられるわけではなく，「構造」の目標と連動します。図1は，前項で説明した「構造」に関する成果目標例に対して，その「構造」のねらいから考えた実践の「プロセス」に関する成果目標例を示したものです。

以下で，病棟目標 A B C について，「構造」→「プロセス」の関係を説明します。

病棟目標 A ：「高齢患者が早期に自宅へ退院できるように支援する」

「構造」の成果目標である「A1 退院支援多職種チームを編成する」に対しては，多職種チームの編成により期待する活動が「プロセス」の成果目標です。ここでは，チームで行う活動を「プロセス」の成果目標として「A1-① 多職種カンファレンスを開催する」「A1-② 入院患者の退院に関するリスクアセスメントを行う」「A1-③ 対象患者の退院支援計画を実施する」等を設定しました。

病棟目標 B ：「終末期がん患者の QOL の充実を図る支援を行う」

「構造」の成果目標である「B1 デスカンファレンスを導入する」に対して，ここでは，その実践「プロセス」の成果目標を「B1-① デスカンファレンスを開催する」「B1-② スタッフがカンファレンスに参加する」「B1-③ スタッフが事例を報告する」の3項目に設定しました。また，「B2 デスカンファレンスシートを作成する」に対しては，「B2-① デスカンファレンスシートを活用する」「B2-② カンファレンスの要点ごとに評価する」を設定しました。

病棟目標 C ：「認知症患者の個を尊重した支援を行う」

「構造」の成果目標である「C1 身体拘束廃止検討チームを編成する」に対して，ここでは，その実践「プロセス」の成果目標を「C1-① 身体拘束廃止カンファレンスを開催する」「C1-② 身体拘束の実施例から拘束の要因を分析する」「C1-③ 要因別に対策をリスト化する」に設定しました。また，「C2 身体拘束廃止の看護ケア計画を立案する」に対しては，その実践のプロセスとして「C2-① 看護ケア計画に基づき実施する」「C2-② 看護ケア計画の実践を評価する」を設定しました。

図1 「プロセス」に関する成果目標の考え方

2. 「プロセス」の成果指標のつくり方

　図1の「構造」の成果目標である「A1 退院支援職種チームを編成する」と連動して設定された「プロセス」の成果目標の1つは，「A1-①多職種カンファレンスを開催する」でした。

　成果目標を設定するときは必ず，成果指標を設定します。成果指標は提示した成果目標の達成度を測定する「ものさし」なので，「A1-①」の成果指標は「多職種カンファレンスの開催（開催数や開催率）」となります。

4-4 医療の質評価の3つの視点：
「アウトカム」の成果指標のつくり方

1.「個々のアウトカム」と「全体的なアウトカム」という考え方

「アウトカム」は，「期待する結果」を示したものです。いわゆる「成果」を意味しますが，本書では，「構造」「プロセス」で設定した「成果目標」のすべてについて「アウトカム」を考えます。「構造」「プロセス」「アウトカム」の三者の関係を図1に示しました。

まず，①「構造」の成果目標に対して②「構造」のアウトカムがあり，①「構造」の成果目標は，③「プロセス」の成果目標にもつながります。③「プロセス」の成果目標に対して，具体的な実践である④「プロセス」のアウトカムがあります。「構造」「プロセス」の活動を通したそれぞれのアウトカムがあり，さらに⑤全体的なアウトカムにつながっていくという考え方です。

2.「構造」「プロセス」「アウトカム」のつながり

図2に，「病棟目標」に対する「構造」や「プロセス」の成果目標と，それぞれの横軸上にあるアウトカムと，全体的なアウトカムの例を示しました。この例に基づいて，それぞれのつながりを説明します。

この病棟の全体目標は，「高齢患者が早期に自宅へ退院できるように支援する」です。この目標が目指す全体のアウトカム（成果）は，当然，「高齢者の自宅への早期退院数が増加する」と設定されます。そして，この退院数増加の判定基準も，同時に設定しておきます。事例の場合は「在宅復帰率」としました。これがアウトカ

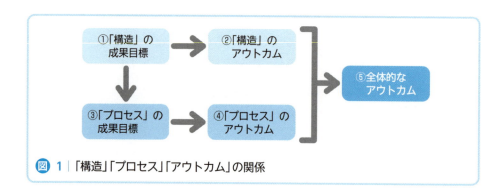

図1｜「構造」「プロセス」「アウトカム」の関係

ム指標（成果指標）となります。

さて，この「在宅復帰率の上昇」というアウトカムにどのようにすれば到達できるかを示すのが，「構造」「プロセス」で計画することです。

3. 「構造」「プロセス」の成果目標とアウトカム（成果指標）

この病棟では，全体目標の「高齢患者が早期に自宅へ退院できるように支援する」を目指して，「構造」では「1 退院支援多職種チームを編成する」を目標にします。このアウトカムは「チームの編成」とし，成果指標を「○月に部署内で発表」としました。

また，チーム活動としての「プロセス」目標の1つが「1-① 多職種カンファレンスを開催する」です。その場合のアウトカムは「カンファレンスの開催」で，その成果指標は「開催数」としました。「1-② 多職種チームによる対象患者の退院支援計画を実施する」のアウトカムは，「退院支援計画の実施」ですが，何をもって実施したかを確認するために，成果指標を「計画書の作成率」と「実施状況の記載率」としました。

「プロセス」目標の「2 入院患者の退院リスクアセスメントを行う」は，「構造」目標の「2 リスクアセスメントシートを作成する」に対応したものです。そのアウトカムは「アセスメントの実施」ですが，その成果指標は「シート使用率」としました。

成果指標は，何をもってアウトカム（成果）と判断できるのか，誰からもみることのできる内容で提示することが重要です。

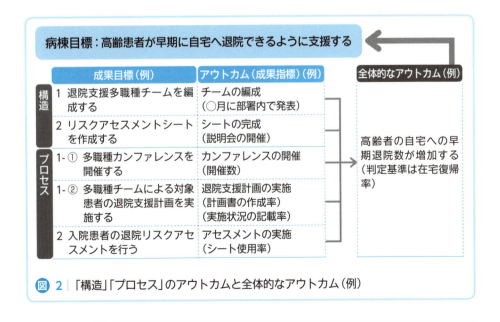

図2　「構造」「プロセス」のアウトカムと全体的なアウトカム（例）

4-5 BSC：BSCの4視点と「構造」「プロセス」「アウトカム」の関係

1. BSCの4視点の展開の基本

......復習！

＊1 Balanced Scorecardは，アメリカで開発された戦略的マネジメントツール。財務評価だけに偏らず，多角的な指標（視点）を活用して業績を評価するもの。『病棟目標の立て方 第2版』P.90で詳述。

ここからは，「バランスト・スコアカード（BSC＊1）」の4視点から看護管理実践計画を展開する（目標を達成する）方法を解説します。BSCの4つの視点は，一般的に上から，「財務」→「顧客」→「業務プロセス」→「学習と成長」の順となっています。このBSCを看護サービスの提供に応用する場合，それぞれの視点を分断しないで関連させることが重要です。「大きな病棟目標の達成」は，いくつかの「小さな成果目標の達成」の積み重ねです。

図1は，「高齢患者の転倒を予防する」という（大きな）病棟目標に対して，現状分析の結果，具体的な計画として（小さな）成果目標（①～⑥）を提示したものです。それぞれ，バラバラに設定された感じがしますが，この6つには規則性があります。図2のBSCの4視点を用いて説明しましょう。

まず，病棟目標に挙げた「転倒予防」のために具体的に何を行うのかが計画の基軸になります。それを「業務プロセスの視点」において，最初に検討します。この場合は，「①リスクアセスメントシートをつくる」「⑤早期ベッドサイドリハを導入する」「⑥多職種カンファレンスを行う」が分類されます。

次に，「業務プロセス」を実施するために職員に必要な知識等は何かを検討します。ここでは，「学習と成長の視点」に分類された「③高齢者の身体的特徴を理解す

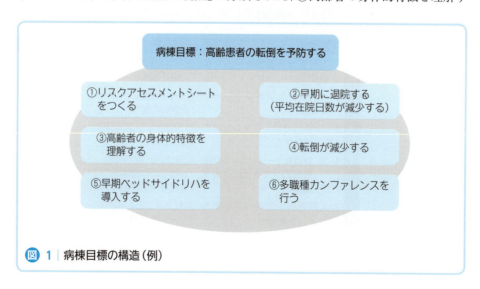

図1｜病棟目標の構造（例）

る」が該当します。「顧客の視点」では,「業務プロセス」の実施結果として,患者や家族に期待するアウトカム(成果)を検討します。「財務の視点」では,「業務プロセス」の実施結果として期待する,財務に関係するアウトカム(成果)を検討します。

2. BSCの4視点と「構造」「プロセス」「アウトカム」の関係

前述したBSCの内容を,さらに「構造」「プロセス」「アウトカム」の視点で検討すると,より充実した成果目標となり効果的です。図3にそのポイントを示します。

病棟目標:高齢患者の転倒を予防する

財務の視点	②早期に退院する(平均在院日数が減少する)
顧客の視点	④転倒が減少する　②早期に退院する
業務プロセスの視点	①リスクアセスメントシートをつくる ⑤早期ベッドサイドリハを導入する ⑥多職種カンファレンスを行う
学習と成長の視点	③高齢者の身体的特徴を理解する

図2 図1の成果目標をBSCの4視点に分類した例

病棟目標:〇〇〇〇〇〇〇〇〇〇〇〇

視点	記載内容
財務の視点	**Point ④**「業務プロセス」を実施した結果として期待する,「財務」に関する「アウトカム」を記載します 「業務プロセス」→ 財務のアウトカム
顧客の視点	**Point ③**「業務プロセス」を実施した結果として期待する,「患者や家族」に関する「アウトカム」を記載します 「業務プロセス」→ 患者・家族のアウトカム
業務プロセスの視点	**Point ①** 病棟目標達成のための業務プロセスに関する「構造」「プロセス」の目標と,それぞれの「アウトカム」を記載します 構造 → アウトカム(成果) プロセス → アウトカム(成果)
学習と成長の視点	**Point ②**「業務プロセス」を実施するために職員に必要な「学習と成長の視点」に関する「構造」「プロセス」の目標と,それぞれの「アウトカム」を記載します 構造 → アウトカム(成果) プロセス → アウトカム(成果)

図3 BSCの4視点の内容を「構造」「プロセス」「アウトカム」の視点で検討した例

4-6 BSC：「業務プロセスの視点」における成果指標のつくり方

1. まず「業務プロセスの視点」を計画する

前述したように，BSCの視点に基づいて看護管理実践計画を展開する場合は，病棟目標のブレークダウンを「財務」「顧客」「業務プロセス」「学習と成長」の4視点に基づいて行います。その4視点の中で，病棟目標の実現に向けて看護サービスとして何を行うのかが，計画の軸となります。そのため，まず「業務プロセスの視点」から整理すると，展開がしやすくなります（図1）。

2.「業務プロセスの視点」とは

「業務プロセスの視点」では，病棟目標を達成するための**患者や家族に対する医療・看護の具体的な提供計画**を示します。つまり，「患者や家族に対して何を行うのか」という計画の軸となる内容です。そして，その内容を，「構造」→「プロセス」→「アウトカム」の視点で計画すると，展開がしやすく，かつ「業務プロセスの視点」で実践することの内容が可視化され，成果が明確になります。

3.「業務プロセスの視点」の「構造」「プロセス」「アウトカム」とは

「構造」「プロセス」「アウトカム」を計画するときは，まず，「構造」を検討しま

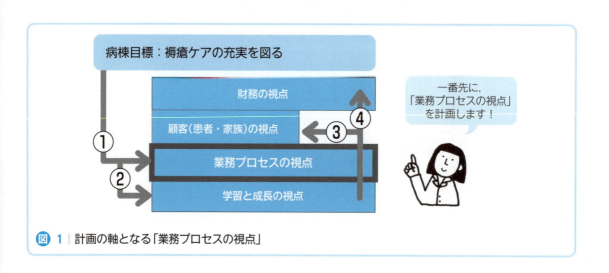

図1 計画の軸となる「業務プロセスの視点」

す。「構造」の検討のポイントは，4-2項で説明したように，「Point①組織の編成」「Point②マニュアル等の整備の検討」「Point③しくみの検討」です。

「プロセス」は，原則として「構造」に伴う活動になります。検討した「構造」の内容について，どのように実現していくのかを考えていきます。

「アウトカム」は，「構造」「プロセス」それぞれの成果指標として設定します。

4.「業務プロセスの視点」の成果指標の展開例

病棟目標「褥瘡ケアの充実を図る」の例（図2）では，「褥瘡ケア推進チームを編成して，カンファレンスや事例検討を行うこと」「褥瘡リスクアセスメントシートを作成後，使用してアセスメントすること」「褥瘡のレベル別にケア手順書を作成して，手順書に基づいて褥瘡ケアを行うこと」等を計画しました。「アウトカム」は，「構造」「プロセス」の1つひとつについて設定します。これが成果指標となります。

「構造」「プロセス」の枠にとらわれすぎる必要はありませんが，「構造」であれ，「プロセス」であれ，成果目標それぞれにアウトカムを設定することは重要です。

視点＼展開		成果目標	成果指標	
財務の視点				
顧客の視点				
業務プロセスの視点	構造	褥瘡ケア推進チームを編成する	アウトカム	チームの編成
	プロセス	褥瘡ケアカンファレンスを開催する	アウトカム	開催率
	プロセス	褥瘡事例検討を行う	アウトカム	事例検討率
	構造	褥瘡リスクアセスメントシートを作成する	アウトカム	シートの完成
	プロセス	褥瘡リスクアセスメントシートを活用する（アセスメントシートを使用してアセスメントする）	アウトカム	シート利用率
	構造	褥瘡のレベル別ケア手順書を作成する	アウトカム	手順書の完成
	プロセス	褥瘡予防の適切な用具を選定する	アウトカム	用具の決定
	プロセス	手順書に基づいて褥瘡ケアを行う	アウトカム	実施率
学習と成長の視点				

図2 「業務プロセスの視点」における「構造」「プロセス」「アウトカム」（例）

4-7 BSC：「学習と成長の視点」における成果指標のつくり方

1. 2番目に「学習と成長の視点」を計画する

BSCの視点に基づいて看護管理実践計画を展開する場合，「財務」「顧客」「業務プロセス」「学習と成長」の4視点の中から最初に計画するのは，「業務プロセスの視点」でした（4-6項参照）。次に整理するのは，「学習と成長の視点」です（図1）。

2.「学習と成長の視点」とは

「学習と成長の視点」では，病棟目標を達成するため「業務プロセス」で設定した「患者・家族に対する医療・看護の具体的な提供計画」を進めるために，<u>看護職員に必要な学習</u>について計画します。その内容は，「構造」→「プロセス」→「アウトカム」の視点で計画すると展開しやすく，かつ，実践することの内容が可視化され，成果が明確になります。

3.「学習と成長の視点」の「構造」「プロセス」「アウトカム」とは

「学習と成長の視点」の「構造」は，「学習会の企画」や「技術研修会の企画」等になります。「業務プロセスの視点」で計画した内容を実践するために必要な「学習に関する計画」を立案します。

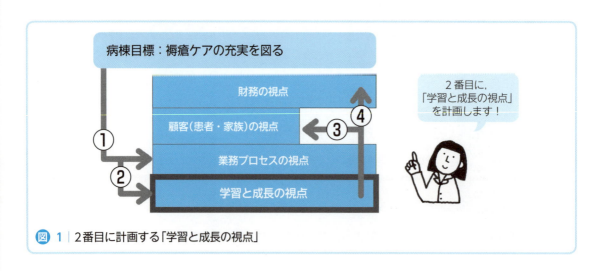

図1 ｜ 2番目に計画する「学習と成長の視点」

「構造」の計画は,「Point ①何について学習するのか」「Point ②どのような方法で勉強を行うのか(講義形式,グループワーク,e-leaning)」「Point ③誰が担当するのか」等です。

「プロセス」は,原則的に「構造」に伴う活動なので,検討した「構造」に対してそれをどのように実現するのかを検討します。

「アウトカム」は,「構造」「プロセス」それぞれの成果指標として設定します。

4.「業務プロセスの視点」の成果指標の展開例

病棟目標「褥瘡ケアの充実を図る」の例(図2)では,「業務プロセスの視点」中の★1「褥瘡リスクアセスメントシートを活用する」と,★2「手順書に基づいて褥瘡ケアを行う」の2点に対応させて計画しました。

「学習と成長の視点」では,その学習により目指す「視点別目標」を設定しておくと,研修会を企画する際に要点が明確になるのでおすすめします。「アウトカム」は,「構造」「プロセス」の1つひとつについて設定し,これが成果指標となります。

「構造」「プロセス」の枠にとらわれすぎる必要はありませんが,「構造」であれ,「プロセス」であれ,成果目標それぞれにアウトカムを設定することは重要です。

視点＼展開	成果目標	成果指標
財務の視点		
顧客の視点		
業務プロセスの視点	★1 (プロセス) 褥瘡リスクアセスメントシートを活用する	(アウトカム) シート利用率
	★2 (プロセス) 手順書に基づいて褥瘡ケアを行う	(アウトカム) 実施率
学習と成長の視点	上記★1を実施するために □視点別目標:褥瘡の発生機序と主なリスクを理解する 　(構造) 褥瘡に関する学習会を企画・開催する	(アウトカム) 企画の完成
	(プロセス) 褥瘡に関する学習会を運営する	(アウトカム) 開催率
	(プロセス) スタッフが学習会に参加する	(アウトカム) 参加率
	(プロセス) 持ち込み式のミニテストを実施する	(アウトカム) 得点率
	上記★2を実施するために □視点別目標:手順書にある技術を身につける 　(構造) 手順書についての研修会を企画・開催する	(アウトカム) 企画の完成
	(プロセス) 研修会を運営する	(アウトカム) 開催率
	(プロセス) スタッフが研修会に参加する	(アウトカム) 参加率
	(プロセス) 課題に対する自己学習を行う	(アウトカム) 実施率
	(プロセス) 褥瘡ケアの技術チェックを行う	(アウトカム) 得点率

図2 「学習と成長の視点」における「構造」「プロセス」「アウトカム」(例)

4-8 BSC：「顧客（患者・家族）の視点」における成果指標のつくり方

1. 3番目に「顧客（患者・家族）の視点」を計画する

　BSCの視点に基づいて看護管理実践計画を展開する場合，「財務」「顧客」「業務プロセス」「学習と成長」の4視点の中から最初に計画するのは「業務プロセスの視点」（4-6項参照），2番目が「学習と成長の視点」（4-7項参照）でした。3番目に計画するのは，「顧客（患者・家族）の視点」です（図1）。

2.「顧客（患者・家族）の視点」とは

　「顧客（患者・家族）の視点」では，「業務プロセスの視点」で設定した「患者・家族に対する医療・看護の具体的な提供計画」を進めた際に期待される<u>患者・家族に対する成果（アウトカム）</u>を示します。この項目は，「アウトカム」のみです。「業務プロセスの視点」における「構造」「プロセス」に取り組んだ成果を示せばよいのです。

3.「顧客（患者・家族）の視点」の「アウトカム」とは

　「顧客（患者・家族）の視点」では，前述したとおり「業務プロセスの視点」で実践した結果として期待される「患者・家族に対する成果（アウトカム）」を設定します。「業務プロセスの視点」でも，計画ごとに「アウトカム」を設定して「成果指標」としますが，それは実施した業務を評価するもので，患者や家族に対する成果を評価す

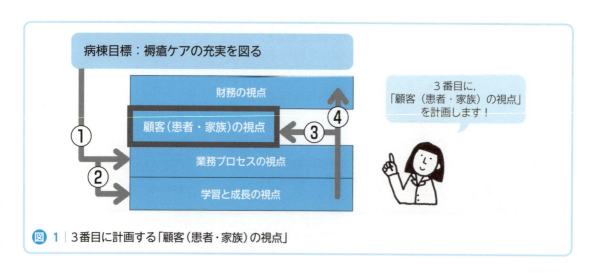

図1 ｜ 3番目に計画する「顧客（患者・家族）の視点」

るものではありません。

　また，「学習と成長の視点」は，業務を実践するために行ったことです。言い換えれば，学習によって業務プロセスを実践できたと考えられるので，「顧客（患者・家族）の視点」のアウトカムに対しては，間接的な位置づけになります。

4.「顧客（患者・家族）の視点」の成果指標の展開例

　病棟目標「褥瘡ケアの充実を図る」の例（図2）では，「業務プロセスの視点」における，★1〜★5の各計画を実施した場合の患者・家族に対する成果（アウトカム）を「顧客（患者・家族）の視点」に示しています。「患者が満足する」等の成果目標を記載する例をよく見かけますが，どのような状況であると患者が満足するのか，本質的な内容（成果を数値で示せるもの）を記載することが重要です。

視点＼展開	成果目標	成果指標
財務の視点		
顧客（患者・家族）の視点	□新規の褥瘡患者が発生しない □褥瘡保有患者の褥瘡が改善する □褥瘡を有する患者が減少する □栄養状態が改善する患者が増加する □ADLが低下する患者が減少する	新規褥瘡発生率 褥瘡治癒率 褥瘡有病率 栄養評価値 ADL評価
業務プロセスの視点	★1 　(プロセス) 褥瘡ケアカンファレンスを開催する 　(プロセス) 褥瘡事例検討を行う ★2 　(構　造) 個別の栄養改善計画を立案する 　(プロセス) 個別の栄養改善計画を実施する ★3 　(構　造) 褥瘡リスクアセスメントシートを作成する 　(プロセス) 褥瘡リスクアセスメントシートを活用する ★4 　(構　造) 褥瘡レベル別ケア手順書を作成する 　(プロセス) 褥瘡予防の適切な用具を選定する 　(プロセス) 手順書に基づいて褥瘡ケアを行う ★5 　(プロセス) 患者の状態に応じたリハビリを行う	 (アウトカム) 開催率 (アウトカム) 事例検討率 (アウトカム) 計画立案率 (アウトカム) 実施率 (アウトカム) シートの完成 (アウトカム) 使用率 (アウトカム) 手順書の完成 (アウトカム) 用具の決定 (アウトカム) 実施率 (アウトカム) 実施率
学習と成長の視点	□視点別目標：褥瘡の発生機序と主なリスクを理解する □視点別目標：手順書にある技術を身につける	

図2 「顧客の視点」における「アウトカム」（例）

4-9 BSC：「財務の視点」における成果指標のつくり方

1. 4番目に「財務の視点」を計画する

BSCの視点に基づいて看護管理実践計画を展開する場合，「財務」「顧客」「業務プロセス」「学習と成長」の4視点について順番に計画することを説明してきました（4-6項，4-7項，4-8項参照）。最後に計画するのが，「財務の視点」です（図1）。

2.「財務の視点」とは

「財務の視点」とは，「業務プロセスの視点」で設定した「患者・家族に対する医療・看護の具体的な提供計画」を進めた際に期待される<u>財務に反映されるアウトカム</u>です。「患者・家族に対するアウトカム」と関連をもちますが，基本的には「業務プロセスの視点」における「構造」「プロセス」に取り組んだ成果なので，設定するのは「アウトカム」のみです。

3.「財務の視点」の「アウトカム」とは

「財務の視点」では，前述したとおり「業務プロセスの視点」で実践した結果として期待される「財務に反映されるアウトカム」を設定します。「業務プロセスの視点」でも，計画ごとに「アウトカム」を設定して「成果指標」としますが，それは実施した業務を評価するもので，「患者・家族に対する成果」および「財務に関する成果」

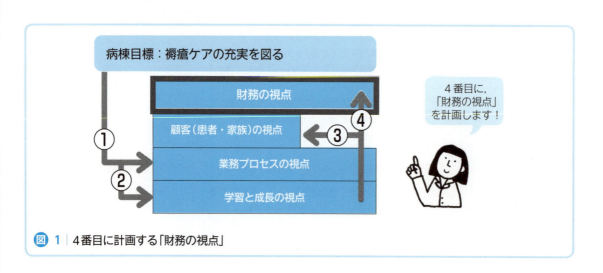

図1 4番目に計画する「財務の視点」

は含まれません。

　「財務の視点」の成果と診療報酬（上の算定要件）との関係は切り離せませんが，加算の場合も加算に至らない場合も，算定要件にかかわる変化等を示すことが重要です。

4.「財務の視点」の成果指標の展開例

　病棟目標「褥瘡ケアの充実を図る」の例（図2）では，「業務プロセスの視点」における★1〜★5の各計画を実施した場合の財務に反映される成果（アウトカム）を示しています。どのような状況が診療報酬に反映されているかを成果指標としています。加算に至らなくても評価の対象となることは，提示することが重要です。

視点＼展開	成果目標	成果指標
財務の視点	□褥瘡リスク評価の実施率が増加する □新規褥瘡患者の発生率が減少する □褥瘡有病率が減少する □褥瘡対策チーム活動数が増加する □自宅への退院が増加する □褥瘡治療のために入院が長引くことなく退院する	評価実施率 新規褥瘡発生率 褥瘡有病率 チーム活動数 在宅復帰率 平均在院日数
顧客（患者・家族）の視点	□新規の褥瘡患者が発生しない □褥瘡保有患者の褥瘡が改善する □褥瘡を有する患者が減少する □栄養状態が改善する患者が増加する □ADLが低下する患者が減少する	新規褥瘡発生率 褥瘡治癒率 褥瘡有病率 栄養評価値 ADL評価
業務プロセスの視点	★1 （プロセス）褥瘡ケアカンファレンスを開催する （プロセス）褥瘡事例検討を行う ★2 （構造）個別の栄養改善計画を立案する （プロセス）個別の栄養改善計画を実施する ★3 （構造）褥瘡リスクアセスメントシートを作成する （プロセス）褥瘡リスクアセスメントシートを活用する ★4 （構造）褥瘡レベル別ケア手順書を作成する （プロセス）褥瘡予防の適切な用具を選定する （プロセス）手順書に基づいて褥瘡ケアを行う ★5 （プロセス）患者の状態に応じたリハビリを行う	（アウトカム）開催率 （アウトカム）事例検討率 （アウトカム）計画立案率 （アウトカム）実施率 （アウトカム）シートの完成 （アウトカム）使用率 （アウトカム）手順書の完成 （アウトカム）用具の決定 （アウトカム）実施率 （アウトカム）実施率
学習と成長の視点	□視点別目標：褥瘡の発生機序と主なリスクを理解する □視点別目標：手順書にある技術を身につける	

図2　「財務の視点」における「アウトカム」（例）

4-10 原式:「4視点による目標設定シート」の使い方

1. 上位目標から下位目標へのブレークダウンがポイント

　第4部前半では,「構造」「プロセス」「アウトカム」の3つの視点で考える成果指標のつくり方と,BSCの各視点に沿った成果指標のつくり方を解説しました。

　ここからは,BSCを導入していない場合に活用できる目標設定シートについて解説し,6つの病棟目標に沿った成果目標の展開例を紹介しましょう(p.78-89)。

　4-1項でふれたとおり,成果指標は,上位目標の達成のためにブレークダウンした下位目標(具体的な成果目標)に対して設定します。その基本的な考え方を図1に示します。上位目標は「ADL低下防止リハビリを導入する」ですが,その実現のために下位目標①から下位目標③までブレークダウンしています。

2. 原式「4視点による目標設定シート」の構造

　「病棟目標」を具体的に展開するためには「上位目標からブレークダウンして下位目標を設定する」と言うのは簡単ですが,何を視点にしてブレークダウンすれば必要な目標が設定できるでしょうか。組織分析で課題として抽出された内容や,たまたま気づいた内容などは提示できたけれど,必要なのに気づかなかった内容があるのではないかなどと思ってしまうところがブレークダウンの難しさです。

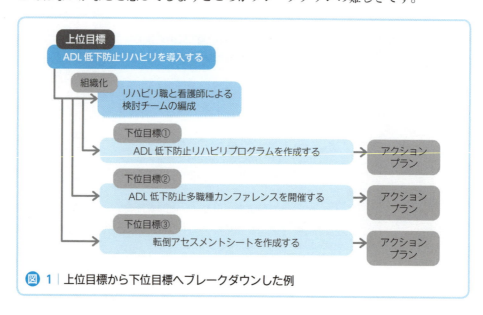

図1｜上位目標から下位目標へブレークダウンした例

そこで筆者は，充実した成果目標を設定しやすいように，表1に示す「4視点による目標設定シート」を考えました。基本構造は以下のとおりです。

あるべき姿である「病棟目標」を実現するためのブレークダウンの視点は（横軸），①提供する看護サービス（N:Nursing）の内容に関する視点，②Nを提供するために看護職員に必要な学習（L:Learning）の視点，③Nを提供することで期待する患者・家族（P:Patient）の変化（アウトカム）の視点，④Nを提供したことに関係する財務（F:Financial）に関する変化（アウトカム）の視点です。そして縦軸は，それぞれに対する「成果目標」「成果指標」「目標値」で構成します。

3. 原式「4視点による目標設定シート」の特徴

表1の「4視点による目標設定シート」は，医療の質評価の「構造」「プロセス」「アウトカム」の各視点およびBSCの「財務」「顧客」「業務プロセス」「学習と成長」の各視点を参考に，看護現場への適用を考えて作成したものです。

これまでBSCで展開する方法を解説してきましたが，病院がBSCを導入していない場合はそのシステムを理解する時間が必要で，応用することが難しいと感じます。また，導入していても，その組織における考え方や使い方が決められていると，研修等で学習した内容を適用するときに混乱したり，BSCのスコアカード上段から各視点をバラバラに考えてしまい視点間の連鎖がみえなくなったりする傾向も否めません。そこで，BSC導入の有無に関係なく目標設定の視点を整理できるツールがあると助けになると思い，本シートを作成しました。看護管理実践計画の要は「看護サービスの提供」です。そこから，どのような学習が必要であるかを考え，そのサービスのアウトカムを患者，財務と分けて設定したところに特徴があります。

表1 病棟目標を4つの視点でブレークダウン：原式「4視点による目標設定シート」

病棟目標（あるべき姿）	例	入院患者の栄養状態の改善をサポートする

	成果目標（例）	成果指標（例）	目標値（例）
視点① → 提供する**看護サービス（N）**の内容に関する視点			
視点② → **N**を提供するために看護職員に必要な学習（L）の視点			
視点③ → **N**を提供することで期待する患者・家族（P）の変化（アウトカム）の視点			
視点④ → **N**を提供したことに関係する財務（F）に関する変化（アウトカム）の視点			

病棟目標｜例1　入院患者の栄養状態の改善をサポートする

看護実践の「構造」と「プロセス」

成果目標（例）	成果指標（例）	目標値（例）
看護サービス（N）に関する成果目標	左欄に対する成果指標	左欄の目標値
N1　多職種栄養サポートチームを編成する	N1　多職種栄養サポートチームの編成	N1　○月編成
N2　多職種栄養サポートカンファレンスを行う		
N2-1　多職種栄養サポートカンファレンスを開催する	N2-1　多職種栄養サポートカンファレンスの開催数	N2-1　1回／週
N2-2　カンファレンス内容を記載する	N2-2　カンファレンスの記載率	N2-2　対象患者の100%
N2-3　サポート患者を選定する	N2-3　サポート患者のリストの提示	N2-3　1回／週更新（必要時適宜）
N3　低栄養患者のスクリーニングを行う		
N3-1　低栄養リスクアセスメントシートを作成する	N3-1　低栄養リスクアセスメントシートの完成 ・身長 ・体重 ・BMI ・血清アルブミン値 ・褥瘡の有無 ・栄養補給法 ・食事時の摂食状況　など	N3-1　○月完成
N3-2　シートを基に入院患者の低栄養リスクスクリーニングを行う	N3-2-1　スクリーニング実施率 N3-2-2　低栄養患者リストの提示	N3-2-1　入院患者の100% N3-2-2　1回／週更新
N4　栄養サポートを行う		
N4-1　栄養サポート計画を立案する	N4-1　栄養サポート計画書の提示 ・経口による食事摂取の支援 ・食事介助方法 ・補食の方法 ・口腔ケアの方法　など	N4-1　対象患者の100%
N4-2　栄養サポートを実践する	N4-2　栄養サポート実施記録の提示	N4-2　1回／週
N4-3　栄養サポートの実践を評価する	N4-3　栄養サポート実施評価の提示	N4-3　1回／週
N4-4　栄養サポートの計画を修正する	N4-4　栄養サポート修正計画の提示	N4-4　必要な患者の100%
N5　院内NSTと連携する		
N5-1　院内NSTに相談する内容を検討する	N5-1　院内NSTとの相談検討記録の提示	N5-1　1回／週
N5-2　必要時依頼箋を作成する	N5-2　依頼箋の作成率	N5-2　対象患者の100%
N6　患者・家族に栄養指導を行う		
N6-1　標準栄養指導書を作成する	N6-1　標準栄養指導書の作成	N6-1　○月完成
N6-2　個別栄養指導書を作成する	N6-2　個別栄養指導書の作成率	N6-2　対象患者の100%
N6-3　個別栄養指導を実施・記録する	N6-3　栄養指導の記載率（実施率）	N6-3　対象患者の100%
N6-4　個別栄養指導を評価する	N6-4　栄養指導記録の評価率	N6-4　対象患者の100%
N1～6の実践に必要な職員の学習目標	左欄に対する成果指標	左欄の目標値
L1　栄養に関する知識を習得する		
L1-1　栄養に関する学習会を開催する	L1-1　学習会の開催	L1-1　所定の年間実施月
L1-2　スタッフが学習会に参加する	L1-2　学習会へのスタッフ参加率	L1-2　スタッフの90%以上
L1-3　学習会の目的どおりスタッフが栄養に関して理解する	L1-3-1　学習会後のミニテスト L1-3-2　学習カードの提示	L1-3-1　平均80点以上 L1-3-2　学習会の2週間後
L2　事例検討を行う		
L2-1　事例検討会を開催する	L2-1　事例検討会の開催数	L2-1　1回／週
L2-2　スタッフが事例検討会に参加する	L2-2　事例検討会へのスタッフ参加率	L2-2　スタッフの90%
L2-3　受け持ち患者の事例を紹介する	L2-3　スタッフのプレゼン率	L2-3　1人当たり1回／月

☆栄養に関する学習会のテーマ例
・低栄養の症状について　・低栄養時のアセスメントについて　・高齢者の低栄養について
・低栄養と褥瘡について　・食事内容と食事形態について　・主な疾患と栄養管理について　など

	N1〜6の実践後の患者に関するアウトカム目標		左欄に対する成果指標		左欄の目標値
看護実践の「アウトカム」	P1	栄養サポート実施後，栄養状態が改善する	P1	身体検査データの改善率 ◎身体検査データの改善 ・血清アルブミン値の改善 ・ヘモグロビン値の改善 ・総コレステロール値の改善 ・体重の増加 ・浮腫の軽減 ・皮膚の弾性の向上　など	P1	対象患者の100%
	P2	入院後に栄養状態が悪化する患者がいない	P2	入院後に栄養状態が悪化する患者の発生率	P2	0%
	P3	新規の低栄養状態患者が発生しない	P3	新規の低栄養状態患者の発生率	P3	0%
	P4	低栄養に起因する合併症が発生しない	P4	低栄養に起因する合併症の発生率	P4	0%
	N1〜6の実践後の財務に関するアウトカム目標		左欄に対する成果指標		左欄の目標値
	F1	該当患者の平均在院日数が減少する	F1	該当患者の平均在院日数	F1	平均在院日数○日
	F2	多職種栄養サポートカンファレンスを実施する	F2	多職種栄養サポートカンファレンスの実施率	F2	対象患者の100%
	F3	栄養サポート実施患者数が増加する	F3	栄養サポート実施患者の割合	F3	前年度比○%

病棟目標 | 例2 | 入院患者の転倒・転落を防止する

看護実践の「構造」とプロセス

	成果目標(例) 看護サービス(N)に関する成果目標	成果指標(例) 左欄に対する成果指標	目標値(例) 左欄の目標値
N1	転倒防止検討チームを編成する	N1 転倒防止検討チームの編成	N1 ○月編成
N2	転倒防止カンファレンスを行う		
N2-1	転倒防止カンファレンス用シートを作成する	N2-1 転倒防止カンファレンス用シートの完成	N2-1 ○月完成
N2-2	転倒防止カンファレンスを開催する	N2-2 転倒防止カンファレンスの開催数	N2-2 1回／週
N2-3	転倒防止カンファレンス用シートに記載する	N2-3 転倒防止カンファレンス用シートの記載率	N2-3 対象患者の100%
N3	転倒リスク患者のスクリーニングを行う		
N3-1	転倒リスクアセスメントシートを作成する ＊シートの項目内容を再検討し修正する	N3-1 転倒リスクアセスメントシートの完成	N3-1 ○月完成
N3-2	シートを基に転倒リスク患者のスクリーニングを行う	N3-2-1 スクリーニングの実施率 N3-2-2 転倒リスク患者リストの提示	N3-2-1 入院患者の100% N3-2-2 スクリーニング時に更新
N3-3	リハビリ後の患者のADL上昇による転倒リスクをアセスメントする	N3-3 リハビリ実施後のADL評価率	N3-3 対象患者の100%
N4	転倒防止計画を立案する		
N4-1	転倒の要因を分析する	N4-1 過去2年間の転倒要因のリスト化 ・入院環境に起因する転倒 ・疾患に起因する転倒 ・患者行動に起因する行動 ・時間帯に起因する転倒　など	N4-1 ○月提示
N4-2	要因に基づき転倒防止マニュアルを作成する	N4-2 転倒防止マニュアルの完成	N4-2 ○月完成
N4-3	転倒が起きにくい環境整備チェックリストを作成する	N4-3 転倒防止の環境整備チェックリストの完成 ・ナースコールの設定 ・ベッドの高さ ・足元の明るさ確保 ・履物の種類と位置 ・ベッドサイドのごみ箱 ・点滴スタンド ・ポータブルトイレを置かない ・廊下の手すり，整頓，床の滑り ・浴室やトイレの安全　など	N4-3 ○月完成
N4-4	入院患者周辺の環境整備チェックを行う	N4-4 環境整備チェック実施率	N4-4 入院患者の100%
N4-5	トイレ誘導計画を立案・実施する ＊トイレに1人で行かない対策を検討する	N4-5-1 トイレ誘導標準計画の完成 N4-5-2 トイレ誘導計画の立案率 N4-5-3 トイレ誘導計画の実施率	N4-5-1 ○月完成 N4-5-2 対象患者の100% N4-5-3 対象患者の100%
N5	転倒予防に関する患者・家族指導を行う		
N5-1	患者・家族用のパンフレットを作成する	N5-1 転倒予防パンフレットの完成	N5-1 ○月完成
N5-2	個別に患者・家族指導を行う	N5-2 患者・家族指導の実施率	N5-2 対象患者・家族の100%
N6	入院時よりベッドサイドリハビリを行う ＊「ADL低下予防の目標」(例4)を参照 ＊リハビリ後の患者のADL上昇による転倒リスクをアセスメントする(再掲：N3-3)	N6-1 リハビリ実施率 N6-2 リハビリ実施後のADL評価率	N6-1 対象患者の100% N6-2 対象患者の100%
N7	身体拘束ゼロの手引きに基づき，カンファレンスを開催する ＊身体拘束によるADL低下に起因する転倒を予防する ＊「ADL低下予防の目標」(例4)を参照	N7 身体拘束廃止カンファレンスの開催数	N7 1回／週

N1〜7の実践に必要な職員の学習目標	左欄に対する成果指標	左欄の目標値
L1　転倒を誘発する要因を理解する L1-1　転倒防止に関する学習会を開催する L1-2　スタッフが学習会に参加する L1-3　学習会の目的どおりスタッフが転倒防止に関して理解する	L1-1　学習会の開催 L1-2　学習会へのスタッフ参加率 L1-3-1　学習会後のミニテスト L1-3-2　学習カードの提出	L1-1　所定の年間実施月 L1-2　スタッフの90％以上 L1-3-1　平均80点以上 L1-3-2　学習の2週間後
L2　事例検討を行う L2-1　事例検討会を開催する L2-2　スタッフが事例検討会に参加する L2-3　受け持ち患者の事例を紹介する	L2-1　事例検討会の開催数 L2-2　事例検討会へのスタッフ参加率 L2-3　スタッフのプレゼン率	L2-1　1回／週 L2-2　スタッフの90％ L2-3　1人当たり1回／月
L3　eラーニングを実施する	L3　eラーニング実施率	L3　スタッフの100％

☆転倒・転落に関する学習会のテーマ例
　・高齢者と筋力低下について　・転倒危険予知トレーニング（昼間編，夜間編）　・薬剤に関連した転倒
　・身体拘束と転倒の関係　・リハビリによるADL上昇に伴う危険　・離床センサーの是非
　・転倒防止のための観察ポイント　・ADLに合わせた介助のあり方　など

看護実践の「アウトカム」

N1〜7の実践後の患者に関するアウトカム目標	左欄に対する成果指標	左欄の目標値
P1　入院患者の転倒・転落がない （レベル3b以上の転倒・転落がない） ＊大原則は，個々の患者に転倒・転落がないことなので，「0」という状況を目標とするのは重要である	P1　転倒・転落の発生率 （レベル3b以上の転倒・転落の発生率）	P1　0％ （0％）
P2　患者・家族が転倒を誘発する要因を理解する	P2　患者・家族の理解レベル	P2　理解レベル4.0
P3　ADLが向上する患者が増加する	P3　FIM評価	P3　対象患者の100％

N1〜7の実践後の財務に関するアウトカム目標	左欄に対する成果指標	左欄の目標値
F1　転倒・転落による入院延長がない	F1　該当患者の入院延長率	F1　0％
F2　該当患者の平均在院日数が減少する	F2　該当患者の平均在院日数	F2　平均在院日数○日
F3　自宅等への退院数が増加する	F3　在宅復帰・病床機能連携率	F3　80％以上

病棟目標｜例3｜入院患者の褥瘡の発生を予防する

	成果目標（例）	成果指標（例）	目標値（例）
	看護サービス(N)に関する成果目標	左欄に対する成果指標	左欄の目標値
看護実践の「構造」と「プロセス」	N1 褥瘡ケア検討チームを編成する	N1 褥瘡ケア検討チームの編成	N1 ○月編成
	N2 褥瘡関連のカンファレンスを行う		
	N2-1 褥瘡予防カンファレンス用シートを作成する	N2-1 褥瘡予防カンファレンス用シートの完成	N2-1 ○月完成
	N2-2 褥瘡予防カンファレンスを開催する	N2-2 褥瘡予防カンファレンスの開催数	N2-2 1回／週
	N2-3 褥瘡予防カンファレンス用シートに記載する	N2-3 褥瘡予防カンファレンス用シートの記載率	N2-3 対象患者の100%
	N2-4 院内褥瘡対策チームと連携し，多職種褥瘡ケアカンファレンスを開催する	N2-4 多職種褥瘡ケアカンファレンスの開催数	N2-4 1回／週
	N3 褥瘡リスク患者のスクリーニングを行う		
	N3-1 褥瘡リスクアセスメントシートを作成する（シートを修正する）	N3-1 褥瘡リスクアセスメントシートの完成	N3-1 ○月完成
	N3-2 シートを基に褥瘡リスク患者のスクリーニングを行う	N3-2 スクリーニング実施率	N3-2 入院患者の100%
	N4 褥瘡リスク患者にケアを行う		
	N4-1 褥瘡ケアマニュアルを作成する（マニュアルを修正する）	N4-1 褥瘡ケアマニュアルの完成	N4-1 ○月完成
	N4-2 褥瘡予防標準計画を立案する	N4-2 褥瘡予防標準計画の完成 ・体位変換（方法と時間） ・体位変換表の作成 ・対象者の状況に応じた体圧分散寝具の選定　など	N4-2 ○月完成
	N4-3 計画を実施する	N4-3 計画の実施率	N4-3 対象患者の100%
	N4-4 計画の実施に対し評価する	N4-4 計画実施の評価率	N4-4 対象患者の100%
	N4-5 褥瘡予防スキンケア標準計画を立案する	N4-5 褥瘡予防スキンケア標準計画の完成 ・入浴（血行促進） ・泡立て洗浄 ・押さえ拭き ・保湿剤の選定　など	N4-5 ○月完成
	N4-6 対象患者に褥瘡予防スキンケアを実施する	N4-6 褥瘡予防スキンケアの実施率	N4-6 対象患者の100%
	N4-7 褥瘡予防スキンケアの実施を評価する	N4-7 褥瘡予防スキンケアの評価率	N4-7 対象患者の100%
	N5 栄養状態の改善をサポートする 　＊栄養状態の改善の目標（例1）を参照		
	N5-1 院内NSTと連携し，多職種栄養サポートカンファレンスを開催する	N5-1 多職種栄養サポートカンファレンスの開催数	N5-1 1回／週
	N5-2 評価票により，栄養状態を評価する	N5-2 評価票による評価の実施率 ・主観的包括的栄養評価 ・体重変化 ・食物摂取変化 ・消化器症状 ・機能性 ・疾患と栄養必要量 ・身体所見（皮下脂肪の喪失，筋肉喪失，くるぶし部浮腫）　など	N5-2 対象患者の100%
	N5-3 栄養改善計画を立案・実施する	N5-3-1 栄養改善計画の立案率 ・経口摂取支援 ・経口摂取計画　など	N5-3-1 対象患者の100%
		N5-3-2 栄養改善計画の実施率	N5-3-2 対象患者の100%
		N5-3-3 栄養改善支援後の評価率	N5-3-3 対象患者の100%

N1〜5 の実践に必要な職員の学習目標	左欄に対する成果指標	左欄の目標値
L1　褥瘡ケアに関する知識・技術を習得する		
L1-1　褥瘡ケアに関する学習会を開催する	L1-1　学習会の開催	L1-1　所定の年間実施月
L1-2　スタッフが学習会に参加する	L1-2　学習会へのスタッフ参加率	L1-2　スタッフの90%以上
L1-3　学習会の目的どおりスタッフが褥瘡ケアに関して理解する	L1-3-1　学習会のミニテスト L1-3-2　学習カードの提出	L1-3-1　平均80点以上 L1-3-2　学習会の2週間後
L1-4　学習会の目的どおりスタッフが褥瘡ケアの技術を習得する	L1-4　技術チェック	L1-4　平均80点以上
L2　事例検討を行う		
L2-1　事例検討会を開催する	L2-1　事例検討会の開催数	L2-1　1回／週
L2-2　スタッフが事例検討会に参加する	L2-2　事例検討会へのスタッフ参加率	L2-2　スタッフの90%
L2-3　受け持ち患者の事例を紹介する	L2-3　スタッフのプレゼン率	L2-3　1人当たり1回／月

☆褥瘡ケアに関する学習会のテーマ例
・褥瘡予防のためのスキンケア　・創傷被覆製剤と選択の基準　・褥瘡ケアと診療報酬　・褥瘡状態の評価方法
・褥瘡危険因子の評価方法　・褥瘡と栄養管理　・褥瘡処置の方法　・圧迫・ズレ力の排除方法
・体位変換・頭部挙上方法　・車いす姿勢保持方法　など

看護実践の「アウトカム」

N1〜5 の実践後の患者に関するアウトカム目標	左欄に対する成果指標	左欄の目標値
P1　褥瘡保有患者の褥瘡が改善する	P1　褥瘡改善率	P1　対象患者の100%
P2　新規の褥瘡患者が発生しない	P2　新規褥瘡発生率	P2　0%
P3　褥瘡保有患者の栄養状態が改善する	P3　身体検査データの改善率	P3　対象患者の100%

N1〜5 の実践後の財務に関するアウトカム目標	左欄に対する成果指標	左欄の目標値
F1　褥瘡保有患者の褥瘡が改善する	F1　褥瘡改善率	F1　対象患者の100%
F2　新規の褥瘡患者が発生しない	F2　新規褥瘡発生率	F2　0%
F3　多職種栄養サポートカンファレンスを実施する	F3　多職種栄養サポートカンファレンス実施数	F3　1回／週
F4　多職種褥瘡ケアカンファレンスを実施する	F4　多職種褥瘡ケアカンファレンス実施数	F4　1回／週
F5　褥瘡保有患者の栄養状態が改善する	F5　身体検査データの改善率	F5　対象患者の100%

病棟目標 | 例4 | 高齢患者のADLの低下を予防する

	成果目標（例） 看護サービス（N）に関する成果目標	成果指標（例） 左欄に対する成果指標	目標値（例） 左欄の目標値
看護実践の「構造」と「プロセス」	**N1** ADL低下防止検討チームを編成する	**N1** ADL低下防止検討チームの編成	**N1** ○月編成
	N2 ADL低下防止カンファレンスを行う		
	N2-1 ADL低下防止カンファレンスを開催する	N2-1 ADL低下防止カンファレンスの開催数	N2-1 1回／週
	N2-2 カンファレンス内容を記載する	N2-2 カンファレンス記載率	N2-2 対象患者の100%
	N3 ADL低下リスクスクリーニングを行う ＊ADL低下と転倒リスクは切り離せない点を視野に入れて行う		
	N3-1 ADL低下・転倒リスクアセスメントシートを作成する	N3-1 ADL低下・転倒リスクアセスメントシートの完成	N3-1 ○月完成
	N3-2 シートを基に入院患者のADL低下・転倒リスクスクリーニングを行う	N3-2-1 スクリーニング実施率 N3-2-2 リスク患者リストの提示	N3-2-1 入院患者の100% N3-2-2 1回／週更新
	N3-3 入院時にADLの評価を行う	N3-3 入院時ADL評価実施率	N3-3 入院患者の100%
	N4 転倒・転落を防止する ＊転倒・転落防止の目標（例2）を参照	**N4** 転倒・転落の発生率	**N4** 0%
	N5 身体拘束を行わない体制を整える ＊身体拘束はADLの低下と関係することから，ADL低下防止の計画には，身体拘束を行わないことの検討が必要		
	N5-1 身体拘束ゼロの手引きに基づき，カンファレンスを開催する	N5-1 身体拘束廃止カンファレンスの開催数	N5-1 1回／週
	N5-2 身体拘束廃止計画を立案する	N5-2 身体拘束廃止計画立案率	N5-2 対象患者の100%
	N5-3 身体拘束廃止計画を実践する	N5-3 身体拘束廃止計画の実践率	N5-3 対象患者の100%
	N5-4 身体拘束を行わない	N5-4 身体拘束未実施率	N5-4 対象患者の100%
	N6 入院時よりベッドサイドリハビリを行う		
	N6-1 ベッドサイドリハビリのマニュアルを作成する	N6-1 マニュアルの完成	N6-1 ○月完成
	N6-2 ADL評価表を作成する （FIM：機能的自立度評価法を参考にした評価表を作成する）	N6-2 ADL評価表の完成	N6-2 ○月完成
	N6-3 患者に応じたリハビリを行う	N6-3 リハビリ実施率 ＊リハビリの実施時は以下に留意 ・医師，PT，OTとの連携 ・対象者の疾患との関係 ・運動機能リハ ・関節可動域リハ ・日常生活動作リハ ・急性期リハ ・回復期リハ ・休日リハビリ ・リハビリとレクリエーション など	N6-3 対象患者の100%
	N7 リハ対象患者を多職種で受け持ち，リハビリを行う		
	N7-1 リハ対象患者を受け持ち制とする	N7-1 多職種による受け持ち制の決定	N7-1 入院時の決定
	N7-2 受け持ち患者のリハビリ計画を立案する	N7-2 リハビリ計画立案率	N7-2 対象患者の100%
	N7-3 受け持ち患者に対するリハビリ計画を実施する	N7-3 リハビリ計画の実施率	N7-3 対象患者の100%
	N7-4 受け持ち患者に対するリハビリの実施を評価する	N7-4 受け持ち患者に対するリハビリの実施の評価	N7-4 1回／月

N1〜7 の実践に必要な職員の学習目標	左欄に対する成果指標	左欄の目標値
L1 リハビリテーションに関する知識・技術を習得する		
L1-1 リハビリに関する学習会を開催する	L1-1 学習会の開催	L1-1 所定の年間実施月
L1-2 スタッフが学習会に参加する	L1-2 学習会へのスタッフ参加率	L1-2 スタッフの90％以上
L1-3 学習会の目的どおりスタッフがリハビリテーションに関して理解する	L1-3-1 学習会のミニテスト L1-3-2 学習カードの提出	L1-3-1 平均80点以上 L1-3-2 学習の2週間後
L1-4 学習会の目的どおりスタッフがリハビリテーション技術を習得する	L1-4 技術チェック	L1-4 平均80点以上
L2-1 事例検討を行う		
L2-1 事例検討会を開催する	L2-1 事例検討会の開催数	L2-1 1回／週
L2-2 スタッフが事例検討会に参加する	L2-2 事例検討会へのスタッフ参加率	L2-2 スタッフの90％
L2-3 受け持ち患者の事例を紹介する	L2-3 スタッフのプレゼン率	L2-3 1人当たり1回／月

☆リハビリテーションに関する学習会のテーマ例
・FIM評価の内容と方法　・高齢者と筋力低下について　・主な疾患とリハビリテーション
・廃用症候群とリハビリテーション　・急性期の食事や移動の注意点　・急性期リハビリテーション
・回復期リハビリテーション　・生活期（維持期）リハビリテーション　など

看護実践の「アウトカム」

N1〜7 の実践後の患者に関するアウトカム目標	左欄に対する成果指標	左欄の目標値
P1 ADL低下患者がいない	P1 入院時のADL評価	P1 低下患者0％
P2 入院患者の身体拘束がなくなる	P2 身体拘束実施率	P2 0％
P3 入院患者の転倒インシデントが発生しない	P3 転倒インシデント発生率	P3 0％
P4 廃用症候群の合併症が発生しない	P4 合併症発生率	P4 0％
P5 ADL向上患者が増加する	P5 入院時のADL評価	P5 向上患者○％以上
P6 入院患者の離床日数が予定どおりである	P6 パスによる離床予定日（からの変化）	P7 延長する患者0％

N1〜7 の実践後の財務に関するアウトカム目標	左欄に対する成果指標	左欄の目標値
F1 該当患者の平均在院日数が減少する	F1 該当患者の平均在院日数	F1 平均在院日数○日
F2 多職種チームによる早期リハビリ介入が増加する	F2 早期リハビリの介入割合	F2 前年度比○％
F3 早期離床患者が増加する	F3 パスによる離床予定日（からの変化）	F3 前年度比○％
F4 転倒のインシデントが発生しない	F4 転倒インシデント発生率	F4 0％
F5 自宅等への退院数が増加する	F5 在宅復帰・病床機能連携率	F5 80％以上

病棟目標｜例5　高齢患者の誤嚥性肺炎を予防する

	成果目標（例）	成果指標（例）	目標値（例）
	看護サービス（N）に関する成果目標	左欄に対する成果指標	左欄の目標値
看護実践の「構造」と「プロセス」	**N1** 誤嚥性肺炎予防検討チームを編成する	N1 誤嚥性肺炎予防検討チームの編成	N1 〇月編成
	N2 誤嚥性肺炎予防カンファレンスを行う		
	N2-1 誤嚥性肺炎予防カンファレンスを開催する	N2-1 誤嚥性肺炎予防カンファレンスの開催数	N2-1 1回／週
	N2-2 カンファレンス内容を記載する	N2-2 カンファレンス記載率	N2-2 対象患者の100%
	N3 誤嚥リスクスクリーニングを行う		
	N3-1 誤嚥リスクアセスメントシートを作成する	N3-1 誤嚥リスクアセスメントシートの完成	N3-1 〇月完成
	N3-2 シートを基に誤嚥リスク患者のスクリーニングを行う	N3-2-1 スクリーニング実施率 N3-2-2 誤嚥リスク患者リストの提示	N3-2-1 入院患者の100% N3-2-2 1回／週更新
	N3-3 摂食嚥下機能を評価する	N3-3 摂食嚥下機能評価の実施率 ・反復唾液嚥下テスト ・改訂水飲みテスト ・フードテスト ・咳テスト ・頸部聴診法	N3-3 入院患者の100%
	N4 摂食・嚥下障害に応じた食事支援を行う		
	N4-1 摂食・嚥下過程に応じた食事支援マニュアルを作成する	N4-1 摂食・嚥下過程に応じた食事支援マニュアルの完成 ・認知期 ・準備期 ・口腔期 ・咽頭期 ・食道期	N4-1 〇月完成
	N4-2 患者ごとに嚥下障害の発生要因を明確にする	N4-2 患者別の嚥下障害の発生要因をリスト化する	N4-2 対象患者の100%
	N4-3 栄養サポートチームと支援を行う ＊栄養状態の改善の目標（例1）を参照	N4-3 栄養サポートチーム活動	N4-3 1回／週
	N4-4 個別に誤嚥予防食事支援計画を立案する	N4-4 個別の誤嚥予防食事支援計画の立案率 ・患者の意欲 ・本人に適した摂取方法 ・姿勢・体位と食卓・椅子の調整 ・食品形態の選択 　（咀嚼困難，食塊形成困難，送り込み困難などへの対応）　　　　　　など	N4-4 対象患者の100%

N5	**機能的口腔ケアを導入・実践する**				
N5-1	口腔ケアチームを編成する	N5-1	チームの編成	N5-1	○月編成
N5-2	口腔清掃および機能的口腔ケアのマニュアルを作成する	N5-2	マニュアルの完成 ・歯ブラシによるプラークコントロール(歯間ブラシ,デンタルフロスなど) ・顔面体操,舌のストレッチ,唾液腺マッサージ法 など	N5-2	○月完成
N5-3	患者用パンフレットを作成する	N5-3	パンフレットの完成	N5-3	○月完成
N5-4	個別に患者指導を行う	N5-4	患者指導の実施率	N5-4	対象患者の100%
N5-5-1	口腔ケアの介助が必要な患者をリスト化する	N5-5-1	リストの完成(更新)	N5-5-1	1回／週
N5-5-2	リスト化した患者の口腔ケアを行う	N5-5-2	リスト化した患者の口腔ケア実施率	N5-5-2	対象患者の100%
N5-6	歯科衛生士などと連携し,多職種カンファレンスを開催する	N5-6	多職種カンファレンスの開催数	N5-6	1回／週
N5-7	口腔ケアのセルフケアを推進する(入院時から患者指導を行う)	N5-7	口腔ケア指導率	N5-7	対象患者の100%

	N1〜5の実践に必要な職員の学習目標 ▶		**左欄に対する成果指標** ▶		**左欄に対する目標値**
L1	**摂食・嚥下機能の評価方法を習得する**				
L1-1	摂食・嚥下機能の評価方法に関する学習会を開催する	L1-1	学習会の開催	L1-1	所定の年間実施月
L1-2	スタッフが学習会に参加する	L1-2	学習会へのスタッフ参加率	L1-2	スタッフの90%以上
L1-3	学習会の目的どおりスタッフが摂食・嚥下機能の評価方法を理解する	L1-3-1	学習会後のミニテスト	L1-3-1	平均80点以上
		L1-3-2	学習カードの提出	L1-3-2	学習会の2週間後
L1-4	学習会の目的どおりスタッフが摂食・嚥下機能の評価方法の技術を取得する	L1-4	技術チェック	L1-4	平均80点以上

☆高齢患者の誤嚥性肺炎予防に関する学習会のテーマ例
・高齢者と誤嚥性肺炎の関係　・摂食・嚥下機能のメカニズムと評価方法　・摂食・嚥下過程の困難と食品形態
・肺炎予防と口腔ケアの関係　・プラークコントロールや機能的口腔ケアの技術　など

看護実践の「アウトカム」

	N1〜5の実践後の患者に対するアウトカム目標 ▶		**左欄に対する成果指標** ▶		**左欄に対する目標値**
P1	入院後,誤嚥性肺炎が発生しない	P1	誤嚥性肺炎患者の発生率	P1	0%
P2	入院後,摂食・嚥下機能評価が向上する	P2	○○テストのポイント	P2	前回評価時より○%増
P3	入院後,口腔内の清潔が向上する	P3	入院時のプラーク付着率	P3	○%減
P4	入院後,歯周病が進行しない	P4	歯周病進行度	P4	進行なし患者100%
P5	入院後,口腔ケアのセルフケア率が増加する	P5	口腔ケアセルフケア率	P5	入院時予定患者の100%

	N1〜5の実践後の財務に関するアウトカム目標 ▶		**左欄に対する成果指標** ▶		**左欄に対する目標値**
F1	該当患者の平均在院日数の減少	F1	該当患者の平均在院日数	F1	平均在院日数○日
F2	口腔ケアチームの活動がある	F2	チーム活動割合	F2	対象患者に1回／週
F3	多職種連携による退院支援がある	F3	多職種連携による退院支援率	F3	対象患者の100%
F4	自宅等への退院数が増加する	F4	在宅復帰・病床機能連携率	F4	80%以上
F5	栄養サポートチームの介入がある	F5	栄養サポートチーム介入率	F5	該当患者に1回／週
F6	誤嚥性肺炎患者の再入院が減少する	F6	誤嚥性肺炎再入院率(前回退院後4週間以内)	F6	0%

病棟目標 ｜ 例6 ｜ 認知症のある高齢患者の治療過程を支援する

	成果目標（例） 看護サービス（N）に関する成果目標	成果指標（例） 左欄に対する成果指標	目標値（例） 左欄の目標値
看護実践の「構造」と「プロセス」	**N1** 認知症ケアチームを編成する	N1 認知症ケアチームの編成	N1 ○月編成
	N2 認知症ケアカンファレンスを行う N2-1 認知症ケアカンファレンスを開催する N2-2 認知症ケア計画を立案する	N2-1 認知症ケアカンファレンスの開催数 N2-2 認知症ケア計画立案率 ・（原疾患への）医療内容の検討 ・医療処置の夜間未実施 ・夜間睡眠の確保	N2-1 1回／週 N2-2 対象患者の100%
	N3 認知症リハビリプログラム（レクリエーション含む）を行う N3-1 認知症リハビリテーションプログラムを作成する N3-2 プログラム参加基準に適合する患者をリスト化する N3-3 プログラムを実施する	N3-1 認知症リハビリプログラムの完成 ・音楽療法 ・回想法 ・美術療法 ・作業療法　など N3-2 プログラムの対象患者のリストの提示 N3-3 プログラムの実施率	N3-1 ○月完成 N3-2 1回／日 N3-3 対象患者の100%
	N4 身体拘束を行わない体制を整える N4-1 身体拘束ゼロの手引きに基づき，カンファレンスを行う N4-2 身体拘束防止マニュアルを作成する N4-3 医療処置の減少を図る N4-4 身体拘束を行わない	N4-1 身体拘束廃止カンファレンスの開催数 N4-2 身体拘束防止マニュアルの完成 N4-3-1 経鼻チューブ未実施率 N4-3-2 尿留置カテーテル未挿入率 N4-3-3 夜間点滴未実施率 N4-4 身体拘束未実施率	N4-1 1回／週 N4-2 ○月完成 N4-3-1 対象患者の100% N4-3-2 対象患者の100% N4-3-3 対象患者の100% N4-4 対象患者の100%
	N5 転倒・転落を防止する ＊転倒・転落防止の目標（例2）を参照 ＊認知症患者は，手術や臥床により筋力低下し歩行が難しくなっていても，自覚がないため1人で歩いてしまう。その結果，転倒することが想定されるため，看護ケアには「転倒防止計画」が必要	N5 転倒・転落の発生率	N5 0%
	N6 良好な栄養状態をサポートする ＊認知症患者は摂食障害のため，十分な栄養を確保していない場合がある。その場合，栄養に関する個別計画が必要 ＊栄養状態の改善の目標（例1）を参照	N6-1 適時の食事摂取率 N6-2 経口による食事摂取率 ➡経管栄養等は，「チューブを抜去するから」と，身体拘束につながりかねないので，経口摂取できるような支援が望ましい	N6-1 対象患者の100% N6-2 対象患者の100%

N7 家族・地域担当者も含む多職種カンファレンス等で退院支援を計画する			
N7-1 多職種による退院支援カンファレンスを開催する	N7-1-1 多職種による退院支援カンファレンスの開催数	N7-1-1 対象患者につき1回	
	N7-1-2 地域担当者の参加率	N7-1-2 該当職100%/回	
	N7-1-3 家族の参加率	N7-1-3 100%/回	
N7-2 地域担当者も含む多職種による退院支援計画を立案する ＊退院に向けて地域のボランティアとの交流を企画する	N7-2 退院支援計画立案率 ＊地域のボランティアとの交流	N7-2 対象患者の100%	
N7-3 受け持ち体制をとり，退院支援計画を実践する	N7-3-1 計画実施率	N7-3-1 対象患者の100%	
	N7-3-2 実施評価率	N7-3-2 対象患者の100%	
	N7-3-3 受け持ち患者の活動記録記載率 （上記に関する実施記録を記載する）	N7-3-3 対象患者の100%	

N1〜7の実践に必要な職員の学習目標 ▶	左欄に対する成果指標 ▶	左欄に対する目標値
L1 認知症疾患について理解する		
L1-1 認知症に関する学習会を開催する	L1-1 学習会の開催	L1-1 所定の年間実施月
L1-2 スタッフが学習会に参加する	L1-2 学習会へのスタッフ参加率	L1-2 スタッフの90％以上
L1-3 学習会の目的どおりスタッフが認知症看護について理解する	L1-3-1 学習会のミニテスト	L1-3-1 平均80点以上
	L1-3-2 学習カードの提出 ＊学習内容は具体的なテーマで設定する	L1-3-2 学習会の2週間後

☆認知症に関する学習会のテーマ例
・認知症に関する病態の理解　・認知機能障害をもつ患者の身体症状と評価方法
・認知機能障害に配慮したコミュニケーション　・せん妄のアセスメントと予防のための対応
・認知症の行動・心理症状（BPSD）の予防と対応　・認知症と食事の習慣
・認知症患者の家族が体験することへの理解　など

看護実践の「アウトカム」

N1〜7の実践後の患者に対するアウトカム目標 ▶	左欄に対する成果指標 ▶	左欄に対する目標値
P1 治療目的の原疾患が回復する	P1 原疾患の治癒率	P1 対象患者の100%
P2 入院後，認知機能の低下する患者がいない	P2 入院時の認知機能レベル	P2 低下患者0%
P3 入院患者の身体拘束がなくなる	P3 身体拘束実施率	P3 0%
P4 ADL低下患者が減少する	P4 入院時のADL評価	P4 低下患者○%以下
P5 入院患者の転倒インシデントが発生しない	P5 転倒インシデント発生率	P5 0%

N1〜7の実践後の財務に関するアウトカム目標 ▶	左欄に対する成果指標 ▶	左欄に対する目標値
F1 認知症ケアチームの回診がある	F1 認知症ケアチームの回診率	F1 1回／週
F2 身体拘束を行わない	F2 身体拘束実施率	F2 0%
F3 身体拘束廃止カンファレンスの実施	F3 身体拘束廃止カンファレンス率	F3 1回／日
F4 多職種連携による退院支援がある	F4 多職種連携による退院支援率	F4 対象患者の100%
F5 栄養サポートチームの介入がある	F5 栄養サポートチーム介入率	F5 対象患者の100%
F6 自宅等への退院が増加する	F6 在宅復帰・病床機能連携率	F6 80％以上

第5部

スタッフの
自己目標設定の支援

5-1 目標管理の意義の理解

エクササイズ1 以下に示す文章は，目標管理の考え方について説明しています。空欄に当てはまる語句を，下記の語群から選んで入れてください

> 目標管理とは，組織の（①　　　）目標と関連する（②　　　）の目標をもち，（③　　　）設定したその目標の達成を目指した活動が，（④　　　）としても成果を挙げ，同時に，個人にとっても（⑤　　　）のある仕事となり，充実した仕事ができるという考え方に基づいたマネジメント方式である。
>
> 語群：自ら　　組織　　全体　　意味　　個人（自己）

エクササイズ2 次の①〜⑩は，病棟における目標管理について説明しています。正しいと思うものに○を，誤っていると思うものに×をつけてください

① 目標管理を進める場合，組織の考えよりスタッフの考えが何より重要である（　）
② スタッフの自己目標は，スタッフが1人で考えればよい（　）
③ スタッフの自己目標は，スタッフが好き勝手に立ててはいけない（　）
④ スタッフの自己目標は，病棟目標の達成手段である必要がある（　）
⑤ 看護師長は，病棟目標として「期待する結果」を示す必要がある（　）
⑥ 目標管理は，人間のもつ能力を高く評価したマネジメント方式である（　）
⑦ 病棟目標の遂行にあたっては，目標に応じて組織化が必要である（　）
⑧ スタッフが病棟目標に取り組みたくない場合，その病棟目標を変える必要がある（　）
⑨ 病棟目標とスタッフの自己目標の整合性は，目標面接で合意する（　）
⑩ 自己目標を達成するプロセスは，キャリア発達に影響する（　）

復習！

経営管理論の変遷については，『看護マネジメント入門　第2版』p.42−45も，X理論Y理論については，同p.46−47も参照してください。

1. 目標管理の誕生の背景にある「人間尊重の考え方」

　目標管理は，現代経営管理論の代表的な理論です。日本には，前述したドラッカーの著書『現代の経営』[1]によって広く知られるようになりました。医療施設には，「病院機能評価」の評価項目となったことを契機に導入されましたが，目標管理の本質をよく理解しないままに取り組みが始まったことは否めません。目標管理を進める看護管理者は，<u>目標管理の誕生の背景に「人間尊重の考え方」がある</u>ことを理解しておきたいものです。

　経営学者ダグラス・マグレガー[2]は，「人間は生来怠け者である」とする人間観（X理論）に基づく「アメとムチをうまく使って働かせるしかない」という管理方法に対

して,「人間は"機械の歯車"ではないので,"アメとムチ"の方式では,従業員に自尊心を植え付けることも,同僚から尊敬の念を得るようにしてやることもできない」とし,「普通の人間は,生まれつき仕事が嫌いだということはない。条件次第では自ら進んで取り組んだ目標のためには一生懸命働くものである」という人間観(Y理論)を提唱。人間を活かす管理方法として「目標管理」につながる経営手法を提示しました。目標管理の根本には,人間のもつ能力を高く評価した考え方があることを理解するのは,スタッフの目標設定の支援をするために重要なことです。

2. 目標管理は,トップダウンとボトムアップの組み合わせ

目標管理について,スタッフ層は「ノルマ管理制度」ととらえ,管理者層は「ボトムアップ制度」ととらえている場合が少なくありません。目標管理は,ノルマ管理制度でも,スタッフにすべてお任せの制度でもありません。組織の目標として「期待する結果(目標)」を提示するのは,管理者の責任です。その目標をどのように達成するのか,具体的な計画(自己目標)を立案するところはスタッフそれぞれの自発的な考えに基づきますが,そこには責任も存在します。

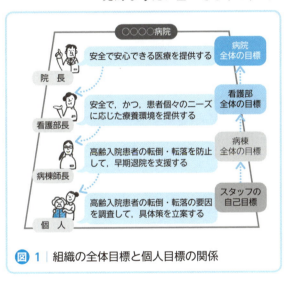

図1 組織の全体目標と個人目標の関係

3. 組織の全体目標と個人目標の関係

目標管理の大きな特徴は,目標の連鎖です。病院を例にとれば,病院の全体目標と関連する看護部の目標,看護部の目標と関連する病棟の目標,病棟の目標と関連するグループ・スタッフの自己目標のように,上位目標達成のために,より具体的に変化しながら連鎖していきます。自己目標といえども,好き勝手に立てるのではなく,病棟目標を達成するための手段となる目標を立てる必要があります(図1)。

Point

- 目標管理は,「トップダウンによるノルマ管理制度」でもなければ,「スタッフ中心のボトムアップ制度」でもなく,その両者が組み合わさったシステムです。
- 目標管理は「人間のもつ能力を高く評価した考え方が前提であること」を理解するのは,信念をもって目標管理を進めるためにも,とても重要です。
- 目標管理の大きな特徴が「目標の連鎖」です。スタッフの自己目標は,上位目標である「病棟目標」を達成するための手段となっている必要があります。

5-2 「病棟目標とスタッフの自己目標の連鎖」の考え方

エクササイズ

マネジメントプロセスの4つの機能として，「計画化」「組織化」「指揮」「統制」が挙げられます（図1）。それぞれの意味について以下の文章で説明しています。空欄に当てはまる語句を下記の語群から選んで文章を完成させてください

復習!

マネジメントプロセスについては，『看護マネジメント入門 第2版』p.4-5も参照してください。

1. 「計画化」とは，目的を実現するために，具体的な（①　　）を設定し，実施方法・予算・評価実施日等のスケジュールを立てることである。
2. 「組織化」とは，設定した目標を実現するために，効果的なグループを編成することである。それは，単なる「ヒト」の集まりではなく，グループには権限と（②　　）を移譲することが重要である。
3. 「指揮」とは，目標を遂行するために，指示や命令・指導・（③　　）等により組織メンバーに働きかけ，計画どおりに活動するよう誘導することである。
4. 「統制」とは，実施されている活動が，当初の（④　　）と比較して，そのとおりに適切に行われたかどうかを点検し，目標達成との差異がある場合は，「計画」「組織化」「指揮」における問題状況を明らかにし，必要に応じて（⑤　　）を行う機能である。

語群：計画　　動機づけ　　目標　　責任　　修正

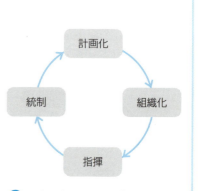

図1 マネジメントプロセス

1. 「病棟目標とスタッフの自己目標の連鎖」の考え方

　病棟のマネジメントは，看護師長による病棟目標の提示からスタートします。スタッフは，病棟目標を達成するための自己目標を設定し，自らが立てた目標の達成を目指すことが病棟目標を達成することにつながるというプロセスを経験します。その際，スタッフが個々にバラバラな目標を設定したら，病棟として成果を得るとは限りません。そのため「組織化」を考えるのが，マネジメントの基本中の基本です。
　組織化とは目標を実現するために効果的なグループを編成することです。スタッフの自己目標は，グループ目標にリンクすることで，病棟目標と自己目標の連鎖がつくり出されます（図2）。

2. 病棟目標別グループ編成と自己目標の関係

　図3は，病棟目標別にグループを編成し，自己目標を設定するまでの流れ（関係）

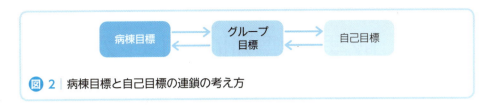

図2 病棟目標と自己目標の連鎖の考え方

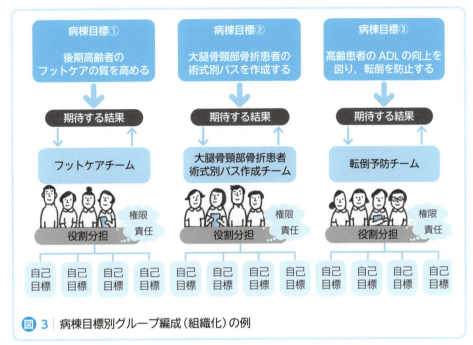

図3 病棟目標別グループ編成（組織化）の例

を示しています。ここでは，3つの病棟目標に対し，3グループを編成しましたが，それぞれの目標のゴールとして「期待する結果」を提示するのは，看護師長の責任です（メンバーとの話し合い後に決定しても可）。グループリーダーは，看護師長が指名します。グループメンバーも看護師長が決定します。事前に個人の希望を確認するとしても，希望が集中することもあるので，<u>看護師長が1人ひとりにどのような役割を果たしてほしいのかを伝え，スタッフの能力バランスを考慮したグループを編成し，権限と責任を移譲する</u>ことが，効果的な組織化を行うポイントです。

> **Point**
> - 目標管理の特徴は，目標の連鎖です。病棟目標に対し，スタッフ個々がバラバラな自己目標（個人目標）を立案しても，病棟として成果を挙げるとは限りません。
> - 病棟目標達成のためには，目標別に活動するグループを編成し，スタッフの自己目標をグループにおける活動にリンクすることで，病棟目標との連鎖をつくり出します。
> - 効果的な組織化のためには，看護師長はスタッフ個々に期待する役割を伝え，スタッフの能力バランスを考慮したグループを編成する必要があります。

5-3 成果目標別の担当グループの編成

エクササイズ 次に示す病棟目標を達成するために，アクションプランを作成する必要があるとします。エクササイズ①〜③を行いながら，アクションプラン作成までの手続きを確認しましょう

> **病棟目標**：高齢入院患者のADLを低下させずに，転倒を防止して，自宅への早期退院を支援する

エクササイズ①：病棟目標はいくつかの要素を含んでいるので，分割して，その目標別にアクションプランを立案することにしました。3つに分割してください

目標①＿＿＿＿＿＿＿＿＿＿＿＿＿＿＿＿＿＿＿＿＿＿＿＿＿＿＿＿＿＿＿＿
目標②＿＿＿＿＿＿＿＿＿＿＿＿＿＿＿＿＿＿＿＿＿＿＿＿＿＿＿＿＿＿＿＿
目標③＿＿＿＿＿＿＿＿＿＿＿＿＿＿＿＿＿＿＿＿＿＿＿＿＿＿＿＿＿＿＿＿

エクササイズ②：この病棟のA看護師長は，目標①を「高齢入院患者の転倒を防止する」として，以下の①〜⑤の成果目標（期待する結果）を示しました。あなたがA看護師長の立場なら，いくつのグループを編成し，どのように振り分けますか？

期待する結果	成果指標	目標値	アクションプラン
①転倒リスクアセスメントシートを作成する	シート完成	9月完成	
②過去3年間の転倒要因をリスト化する	リスト（表）完成	9月完成	
③要因別転倒防止マニュアルを作成する	マニュアル完成	10月完成	
④転倒リスクアセスメントシートを使用する	使用率	必要とする患者の90%	
⑤要因別転倒防止マニュアル内容を実施する	実施率	必要とする患者の90%	

解答

エクササイズ③：次の①〜⑩が示す手続きについて，適切であると思うものには○を，適切でないと思うものには×をつけてください

①アクションプランとは，具体的な行動計画である （　）
②目標別の成果目標（期待する結果）は，病棟師長が提示する （　）

③グループ編成は，スタッフの希望のみ取り入れる （　）
④グループリーダーは，チームのメンバーで話し合って決定する （　）
⑤アクションプランは，基本的にチームメンバーのみで考える （　）
⑥アクションプランはチームメンバーで考えるから，看護師長は任せておけばよい （　）
⑦アクションプランは，期待する結果別に立案する （　）
⑧グループメンバーの役割は，自己目標を確認しながらメンバー間で決定する （　）
⑨グループメンバーの役割は，期待する結果ごとに分担する （　）
⑩グループメンバーの分担する役割は，スタッフの自己目標となる （　）

1. アクションプランを考えて組織化（グループ編成）を行う

　実際に活動を行うグループは，業務プロセスの成果目標別に編成するのが基本です。目標の達成までに必要と考えられる作業量や時間を考慮して，グループの数やメンバーを決定します。メンバーは，看護師長が個人の希望やスタッフに期待する役割等を考慮して決定し，グループリーダーも看護師長が指名します。

　アクションプランは，リーダーの責任においての立案・活動となりますが，看護師長もプランの原案をもち，適宜アドバイスを行うことが必要です。

　「成果目標（期待する結果）」は，看護師長が提示するのが原則ですが，メンバーの提案からよい結果を示せる場合は，柔軟に修正を行います。

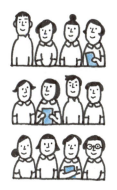

> **Point**
> - 実際に活動を行うグループは，業務プロセスの成果目標別に，目標の達成までに必要と考えられる作業量や時間を考慮して編成します。
> - グループのメンバーは，スタッフに期待する役割等を考慮して看護師長が決定し，グループリーダーも看護師長が指名します。
> - アクションプランについてはリーダーに権限を委譲し，実際の活動もリーダーの責任のもとでの活動になりますが，期待する結果は看護師長が提示します。

5-4 アクションプランのつくり方

> **エクササイズ** A病棟では，病棟目標に基づき，「要因別転倒防止マニュアル作成チーム」（グループ）を編成しました。右ページに示すアクションプランシート（例）に沿って，実際のアクションプランを立ててみましょう

1. アクションプランの作成プロセスと役割分担

アクションプランの作成に関して，看護師長とグループリーダーの基本的な役割分担を表1に示しました。<u>アクションプランは，「誰が，いつまでに，何をするのか」を具体的な行動レベルで示す</u>ことがポイントです。そして，実践においては，「決めたことは行うことが当たり前」という風土をつくることが大事です。

表1　アクションプラン作成のプロセスと役割分担

看護師長の役割	グループリーダーの役割
①アクションプランシートのフォーマットをつくっておく	
②（仮の）グループ名を決める ③グループリーダーとメンバーを決定する ④アクションプランと関係する病棟目標およびグループ目標を記載する ⑤期待する結果・成果指標・目標値を提示する	②（グループ名の変更は自由に行う）
⑥〜⑧についてはグループで決定していくが，看護師長としての（案）は考えておく	⑥具体的な行動計画*を記載する 　*　行動計画は，2つの事柄を含まないでつくる ⑦行動別に担当者を決める ⑧成果目標別に，具体的行動・担当者・期限*を決める 　*　期限は，目標値に間に合うように設定する ⑨アクションプラン（案）を師長に報告し，助言を受ける
⑩グループから示されたアクションプラン（案）に助言する	⑪アクションプランに基づき，期限を守り，実行する

> **Point**
> - アクションプランの作成とは，目標達成を目指して「誰が，いつまでに，何をするのか」を具体的な行動レベルで示したスケジュール表をつくることです。
> - アクションプランは，グループ別・成果目標別に作成することが重要で，アクションプランシートのフォーマットをつくっておくと効果的です。
> - アクションプランの作成はグループリーダーの責任ですが，看護師長は期待する結果の1つひとつを達成できるように，適宜，助言する必要があります。

アクションプランシート　　　　　　　（グループ名：要因別転倒防止マニュアル作成チーム）

グループリーダー：　　　　　グループメンバー：

病棟目標：高齢入院患者の ADL を低下させずに，転倒を防止して，自宅への早期退院を支援する

グループ目標：目標 1）高齢入院患者の転倒を防止する

実施内容（期待する結果）	成果指標	目標値
①過去 3 年間の転倒要因をリスト化する	リスト（表）完成	9 月完成
②要因別転倒防止マニュアルを作成する	マニュアル完成	10 月完成
③要因別転倒防止マニュアル内容を実施する	実施率	必要とする患者の 90％

成果①「過去 3 年間の転倒要因をリスト化する」に関するアクションプラン

具体的な行動計画（何をするのか）	担当者	期限
①		
②		
③		
④		

成果②「要因別転倒防止マニュアルを作成する」に関するアクションプラン

具体的な行動計画（何をするのか）	担当者	期限
①		
②		
③		
④		
⑤		

成果③「要因別転倒防止マニュアル内容を実施する」に関するアクションプラン

具体的な行動計画（何をするのか）	担当者	期限
①		
②		
③		

5-5 目標面接のときに準備する資料

> **エクササイズ** 「目標面接」をするときに必要な「目標管理個人シート（例）」を以下に示します。病棟スタッフに書き方を説明するために，モデルを書いてみてください

年度　目標管理個人シート		（部署名　　　）氏名：	
担当グループ			
グループメンバー			
病棟目標			
グループ目標			
自己（担当）目標			

実施月	行動計画（いつ，何を，どのように実施するか）	評価日	評価
5月			実施・未・修正
6月			実施・未・修正
7月			実施・未・修正
8月			実施・未・修正
9月			実施・未・修正
10月			実施・未・修正
11月			実施・未・修正
12月			実施・未・修正
1月			実施・未・修正
2月			実施・未・修正
3月			実施・未・修正
振り返り（苦労した点・次年度への課題など）		頑張り度	5・4・3・2・1
		達成感	5・4・3・2・1
		満足度	5・4・3・2・1

> **復習！**

1. 目標面接を行うときに準備したい主な資料

目標面接について は，『成果のみえる 病棟目標の立て方 第2版』p.144-153, 『看護マネジメント 入門　第2版』p.50 -51 も参照くださ い。

目標面接の際に，何も準備せずに，「あなたがやりたいことは何ですか？」と尋ねる方法は望ましくありません。準備したい主な資料を以下に示しました。

資料①病棟目標と自己目標の関係図：図1は，病棟目標という全体目標と自己目標との関係を示した図です。目標管理の特徴である上位目標のブレークダウンによる連鎖を示すことは，病棟目標と自己目標の関係を理解させるために有効な方法です。

資料②目標管理個人シート：上記の目標管理個人シートは，病棟目標を分割したグループ別アクションプランシート（p.99 参照）の中で，自分の役割を果たすための

行動計画書です。スタッフが自分で書くことで，病棟目標にどのように貢献するのかを確認することが重要です。

目標面接では，スタッフが自己目標と病棟目標の関係を説明できるかを確認したいと思います。また，月別に何を実施するのかが明確な行動計画となっていることの確認が必要です。1年後のフィードバック面接で，取り組みを振り返り，苦労した点・次年度への課題などを記載してまとめることと，その自己目標に関する頑張り度・達成感・満足度の自己評価を数値化して評価することは，<u>自己の行動を客観視することになり，キャリア発達において重要</u>です。このシートは，原則として1つの目標に対し1枚とします。

資料③キャリアファイル：目標管理個人シートとは別に，キャリアファイル〈自分自身の日々の実践（積み重ね）の記録〉も準備できると望ましいです。目標管理における目標は，年度の業務目標として自分が取り組むことです。そのことがいかに自分のキャリア発達に関係するのかを理解することは，とても重要です。目標面接は，個々のキャリア発達を確認する重要な機会になります。

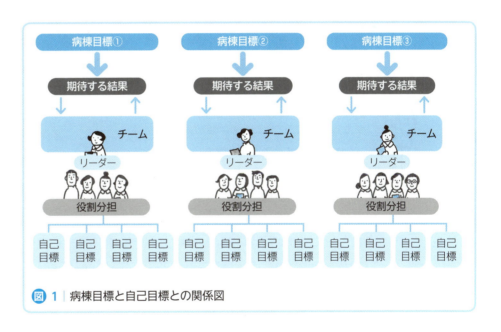

図1 病棟目標と自己目標との関係図

> **Point**
> - 目標面接の際，何も準備せずに，「あなたがやりたいことは何ですか？」と尋ねる方法は望ましくありません。資料を準備して面接に臨むことが重要です。
> - 目標管理の特徴である上位目標のブレークダウンによる連鎖を示すことは，病棟目標にどのように自己目標が貢献するのかを確認でき，有効です。
> - 目標管理個人シートは，1つの目標に対し1枚を原則とし，行動計画は，月別に何を実施するのかが明確になっていることが必要です。

5-6 やりたくなくても「しなくてはならない」こと

エクササイズ 病棟目標に対して，スタッフから「それは，私のやりたい目標ではありません」と言われたら，あなた（看護師長）はどうしますか？ 次の①〜⑮について，「YES」「NO」の当てはまるほうに○をつけ，自分の対応についてシミュレーションをしてみましょう

①「そんなこと言われても」と，困ってしまう	YES　NO
②「あなたがやりたいことは，何？」と，尋ねる	YES　NO
③やりたい内容が「看護と関係があるか」，師長として判断する	YES　NO
④やりたい内容が「病棟の看護と関係あるか」，師長として判断する	YES　NO
⑤やりたい内容が「看護とどのように関係すると考えているのか」を聞く	YES　NO
⑥やりたい内容が「病棟の看護とどのように関係すると考えているのか」を聞く	YES　NO
⑦やりたい内容が「看護」の場合，その看護に求められる能力を検討する	YES　NO
⑧やりたい内容が「看護」の場合，そのために必要な努力について話し合う	YES　NO
⑨努力を必要とする内容と病棟目標の連鎖を検討する	YES　NO
⑩個の能力を伸ばす機会としての病棟目標を説明する	YES　NO
⑪「やりたくなくても取り組むことで，看護の実践能力が向上すること」を説明する	YES　NO
⑫「やりたくなくても仕事としてすべきこと」を説明する	YES　NO
⑬そのスタッフの成長の足跡とこれから期待していることを伝える	YES　NO
⑭「やりたいことがわからない」場合，看護に対する価値観を尋ねる	YES　NO
⑮やりたい内容が「看護以外」の場合，キャリアの方向性を問いかける	YES　NO

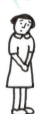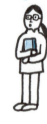

1. スタッフのやりたい目標（内容）とは？

「病棟目標を提示すると，スタッフから，"それは私のやりたいことではない"という声が返ってきて困ります」など，看護師長の悩みをよく耳にします。そして，その場合，「どうすればよいのでしょうか」という質問も寄せられます。そのような場合，まず，スタッフが「何をやりたいのか」を聞きましょう。そして，やりたい内容が，「看護」であれば，それが病棟の看護とどのように関係するか，それを実施するための能力やそのために必要な努力などについて，師長としての判断をしながら，スタッフの考えを聞きます。その結果，より充実した病棟運営につながると判断した場合は，病棟目標の修正を行います。スタッフが「やりたいことがわか

らない」場合は，目標に取り組むことで期待されること（個人の成長）を伝え，自己目標設定のサポートを行うことが重要です。

2. やりたくなくても「しなくてはならない」こと

　自己目標は，自分の好き勝手な目標を立てるのではなく，あくまでも，病棟目標の達成を目指した目標の設定が原則です。「する・しない」の選択ができると勘違いしている場合があるのですが，病棟目標は「仕事」として行うことです。「仕事」とは，「する事。しなくてはならない事」（『広辞苑　第七版』）。「仕事」は「タスク（task）」であり，それは「課せられた仕事（任務）」です。病棟目標の達成を目指した活動は「仕事」であるという認識を，病棟全体でもつことが必要です。とはいえ，それを強調しすぎて，スタッフとの間に意識の乖離を生むのも問題です。病棟全体で取り組む風土をつくるために，スタッフと一緒にSWOT分析を行うことなどを病棟目標設定のプロセスに取り入れると，目標管理を進めるうえで効果的です。

3. 責任ある仕事をすることで満足を得ることができる職場環境をつくる

> 復習！
> 『看護マネジメント入門　第2版』p.46-47も参照してください。

　経営学者エドワード・C・シュレイによると，成果を得るためには，responsibility（レスポンシビリティ）とaccountability（アカウンタビリティ）の2つの責任が必要です。Responsibilityは，respond（応答する）に由来し，引き受けて対応できる能力があることです。新人看護師には新人看護師としての，リーダーナースにはリーダーナースとしての，看護師長には看護師長としての責任があります。それぞれ，引き受けることのできる能力に応じて責任の内容も違いますが，一度引き受けた仕事は，それぞれの立場で結果を出す責任があります。シュレイは，組織目標と個人目標との関係で必要になるのは，個々の能力を最大に育成し広げると同時に，組織の目標達成という「結果に対する責任」の一部分をスタッフ個々が担っているという雰囲気を培うこととしています[3]。<u>責任ある仕事をすることで満足を得ることができる職場環境づくりは，看護管理者の重要な役割</u>です。

> Point
> - 提示した病棟目標に対して，スタッフから「それは，私のやりたい目標ではありません」と言われたら，まず，スタッフが何を実施したいのかを確認することが必要です。
> - スタッフの実施したいことが「看護」なのか，「看護以外」なのか，あるいは「やりたいことがわからない」のか，その内容によって対応は違いますが，看護師長としての考えをもったうえでスタッフの話を聞くことが必要です。
> - 「病棟目標への取り組みは"仕事"である」ことの認識を病棟全体でもちながら，責任ある仕事をすることで満足を得ることができるという職場環境をつくることが重要です。

5-7 (やりたくない)業務目標が自己を高める目標にすり替わるとき

エクササイズ あるスタッフ（看護師A）の〈目標設定時の場面〉と〈振り返り場面〉を確認してください。目標設定時の「やる気度」評価と1年後の「やる気度」評価が変化した理由について，どのように考えますか？

解答 [　　　　　　　　　　　　　　　　　　　　　　　　　　　　　]

〈目標設定時の場面〉

病棟目標（1）ストーマケアの充実を図る
　成果目標①ストーマケアへの理解を高める学習会を開催する
　成果目標②ストーマケアのアセスメントシートを作成する
　成果目標③ストーマ使用材料の選定を行う

ストーマケアチーム

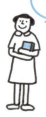

私は，チームのアクションプランの中で，次のことを担当することになりました（自己目標として設定しました）。
①現在使用している材料をリスト化する
②リスト化した材料の特徴を整理する
③過去の事例を調べ，効果とコストを検討して使用したい材料のリスト（案）を作成する
④ストーマケアの学習会を実施する

「やる気度」自己評価
　5. とてもある
　4. 少しある
　3. どちらかといえばある
　②　あまりない
　1. ほとんどない

〈振り返り場面〉

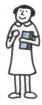

はじめ，師長との面接のときは，「やる気度」は「2」で，あまりやりたいわけではありませんでした。でも，仕事だし，この目標に取り組むことを決めたので，1年間実際に取り組みました。1年後の「やる気度」は，「4」いや「3.5」です。師長に「頑張ったわね」と言われて嬉しかったです。
最初は，あまりやりたいわけではなく，しなくてはならないことなので取り組んでいたのですが，振り返ってみると，だんだん自分の目標にすり替わっていったように思います

1. 目標設定時の「やる気度」評価2が1年後に3.5に変化した理由

　この事例は，ある看護師（Aさん）の体験を基に再構成したものです。大変興味深いのは，自己目標設定時の「やる気度」評価が2で，「あまりやりたくなかった」という点です。「それでも，なぜ実施したのですか」と尋ねると，「一応，仕事なので」という答えでした。仕事なのでしなくてはならないという責任感をもっての取り組みがスタートでした。

　そして，次に注目したいのが，1年後の「やる気度」評価が3.5となったことです。最初，「4」と言って，それを「3.5」と言い直しているので，「なぜ，4ではないの

ですか」と尋ねると,「学習会を2回実施する予定でしたが,時間がなくなって1回しか実施できなかったので」という答えが返ってきました。

2. 「やる気度」評価の視点に,「仕事の実施内容」の評価の視点が加わっている

Aさんの「やる気度」評価は,取り組み前に「2」で,取り組み後は「3.5」と,単純に比較して上昇しています。最初の面接のときは,「あまりやりたくなかった」とのことですが,1年後の評価時には,「予定していた学習会を1回しか実施できなかった」という自己の仕事の実施内容に対する評価を加えています。そして,取り組みへの「満足度」を尋ねると,次のように答えました。

「学習会は予定したことができなかったけれど,ストーマケアの材料のことを調べたり,病棟で使うものを決めたり,今思えば,結構やりがいも感じていました。師長さんからも"頑張ったわね"と言ってもらえて,"満足度"は4です」

3. 成果を示す仕事をすると,業務上の目標が自分の目標にすり替わる

Aさんは,最初は取り組みたくなかったのに,終わってみれば「やる気度」評価が「3.5」と上がったことを振り返り,「最初は,あまりやりたいわけではなく,しなくてはならないことなので取り組んでいたのですが,振り返ってみると,だんだん自分の目標にすり替わっていったように思います」と言うのです。

私たちは,よく,スタッフのやる気を気にしますが,自分自身のことを振り返っても,最初からやりたくて取り組む仕事はそんなに多くないように思います。

しかし,Aさんがこのような振り返りができたのは,実際に取り組み,成果を出したからです。そして,看護師長から「あなたは頑張った」という評価を受けたからです。さらに,病棟の看護の提供に貢献したと同時に,Aさん自身が成長していることに気がつく機会にもなりました。

Point

- スタッフの業務における自己目標がやりたくないもので,当初「やらされ感」があったとしても,実際に取り組んでいくと,1年後に実施した仕事の成果に対する自己評価を行うことができます。
- あるスタッフは,取り組みを振り返り,「だんだん自分の目標にすり替わっていったようです」と語りましたが,それは,実際に取り組み,成果を出したからなのです。
- 看護師長は,スタッフの満足感が高まるように,成果を出せるような活動への支援を行い,「あなたは頑張った」という評価を伝えることが必要です。

5-8 満足感を得られる職場づくり：「満足」と「不満足」の違い

エクササイズ1　「スタッフがいきいきと働く職場づくり」は，看護管理者の課題としてよく取り上げられますが，あなたの職場ではどのような状況だとイメージしていますか？

解答 [　　　　　　　　　　　　　　　　　　　　　　　　　　　　　　　]

エクササイズ2　次の①〜⑮について，あなたの病棟のスタッフはどのように考えていると思いますか？「YES」「NO」の当てはまるほうに○をつけ，病棟の仕事環境を分析しましょう

①給料に満足している	YES　NO
②超過勤務の状況に満足している	YES　NO
③休日の希望がかない満足している	YES　NO
④年休の取得状況に満足している	YES　NO
⑤上司との関係に満足している	YES　NO
⑥同僚との関係に満足している	YES　NO
⑦職場の中に相談できる人がいる	YES　NO
⑧病棟の運営方針に満足している	YES　NO
⑨責任ある仕事を任され満足している	YES　NO
⑩病棟の中で仕事の内容を認められていると思っている	YES　NO
⑪自己の目標に達成感をもっている	YES　NO
⑫看護職として誇りをもって仕事をしている	YES　NO
⑬昨年より自己成長していると思っている	YES　NO
⑭病棟あるいは病棟での役割に満足している	YES　NO
⑮この病院に長く勤務したいと考えている	YES　NO

復習！

1. 職員の仕事に関する「満足」と「不満足」のとらえ方

> モチベーションについては，『成果のみえる病棟目標の立て方　第2版』p.20-21も参照ください。

　職員が満足感を得られる職場環境の整備について考える場合，心理学者フレデリック・ハーズバーグ[4]が示すように，「満足」と「不満足」に影響する要因は，それぞれ別の軸でとらえることが重要です。「満足」に影響する要因は図1に示したように，「昇進」「承認」「仕事への達成感」など，充実した仕事をすることで得られるものです。これらは，満足度を高めることにつながるけれど，仮に満足度が高められても，職場環境に対する「不満足」が解消されるとは限らないものです。また，

「不満足」に影響することは「給与」「保障」「人間関係」などで，これらは，不満を招くけれども，仮にその不満を解消しても仕事への「満足」に結びつくとは限らないものです。

左ページのエクササイズ2の①〜⑧は，「不満足」に関係する要因で，⑨〜⑮は「満足」に関係する要因です。「スタッフがいきいきと働く職場」を考える際は，この「満足」と「不満足」に関係する要因を別の軸でとらえて検討することが重要です。

2. スタッフがいきいきと働く職場とは

多くの看護管理者が，スタッフがいきいきと働く職場づくりは看護管理上の重要な課題だと認識しています。そして，内部顧客であるスタッフが満足して仕事をする環境を整える必要があることを理解して，「年休を取得できる」「定時に帰宅できる」「希望の休みがとれる」ように職場環境を整えようと考えます。しかし，職員は楽な仕事・休みの多い職場だけを求めているわけではありません。職務満足に関係する要因は，「責任のある仕事」「やりがいのある仕事」「自己目標の達成感」「看護職として誇りのもてる仕事」などです。<u>よい仕事に取り組み，成果を出せるような仕事状況をいかにつくるかを考える</u>ことは重要なポイントです。

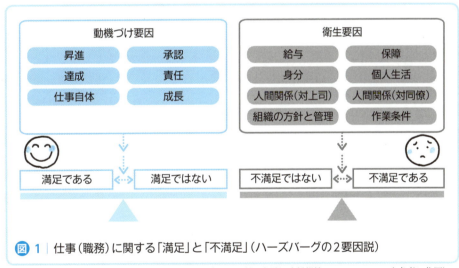

図1 仕事（職務）に関する「満足」と「不満足」（ハーズバーグの2要因説）

（フレデリック・ハーズバーグ著，北野利信訳：仕事と人間性：東洋経済新報社，1999，p.107-115 を参考に作図）

Point

- 職員が満足感を得られる職場環境の整備について考える場合，「満足」と「不満足」に影響する要因は，それぞれ別の軸でとらえることが重要です。
- 「満足」に影響する要因は「承認」「仕事への達成感」など，充実した仕事をすることで得られるものです。「不満足」に影響する要因は「給与」「保障」「人間関係」などで，この要因を満たしても，仕事に対する「満足」に結びつくとは限らないというものです。

5-9 スタッフのやる気を高める第1の要件

エクササイズ 図1に「やる気が高まる」あるいは「やる気がなくなる」，2種類のプロセスを示しました。AとBを比較して何が違うかを説明してください

解答 [　　　　　　　　　　　　　　　　　　　　　　　　]

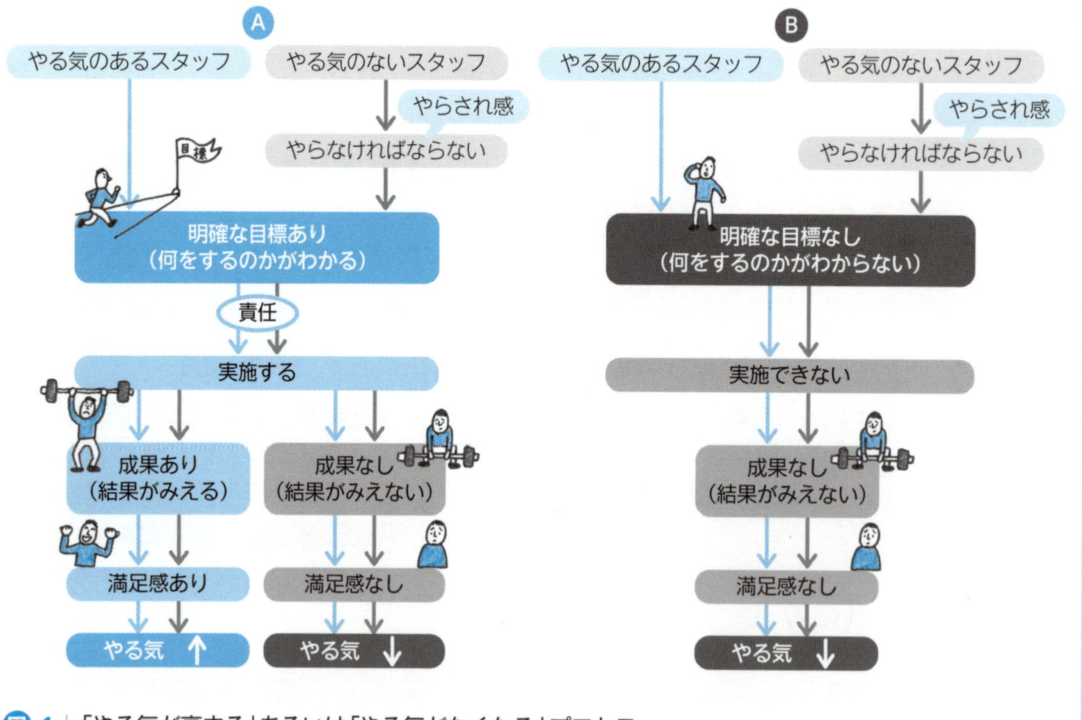

図1 「やる気が高まる」あるいは「やる気がなくなる」プロセス

1. 職務における「やる気」を高める絶対要件

　図1のAとBは，どちらも，「やる気のあるスタッフ(↓)」と「やる気のないスタッフ(↓)」の取り組みを示しています。AとBの大きな違いは，「明確な目標」が設定されているかどうかです。繰り返しになりますが，「目標」とは，気持ちや意思の表れではありません。「何をすればよいかがわかる」ことです。

　Aの場合，「やる気のあるスタッフ」は，明確な目標が示されているので，職員としての責任のもとに取り組みを始めました。「やる気のないスタッフ」も，「やらなければならない」というやらされ感があったとしても，責任があるので取り組み

ます。取り組んだ結果，成果がみえた場合には，取り組み前に「やる気のなかったスタッフ」も満足感を得て，やる気が高まります。反対に，成果がないと，「やる気のあったスタッフ」も「やる気のなかったスタッフ」も満足感を得ることができず，「やる気」が低下してしまいます。

　Bは，明確な目標が設定されていない場合です。こちらは，取り組むことができないので，当然成果もなく，満足感も得られず，「やる気のあったスタッフ」のやる気もなくなってしまいます。

　職務における「やる気」を高める絶対要件は，責任ある仕事に取り組むことです。そのためには，「①取り組むべき「目標」が明確であること」，そして，「②取り組んだ結果として成果を出すこと」が必要です。何にも取り組まずして「やる気」が高まることはありません。

2. 成果を出せるように取り組める環境を支援する

　業務における目標設定は，期待する結果を示すことです。時々，看護師長が，「自己目標なのだから自分で考えなさい」と投げかけて任せきりにするという場合があるようですが，それは大きな勘違いです。自己目標といっても，病棟目標と関連する目標ですから，「病棟目標が明確であること」「スタッフ個々に期待する結果を示すこと」が，スタッフの自己目標設定に先行します。かつ，看護師長とスタッフとの合意のもとにスタッフの目標が決定します。任せきりはほったらかしと同じです。自己目標設定への支援と併せて，成果を出すためにサポートすることが，スタッフのやる気を高めるために必要なことになります。

3. スタッフの努力が病棟運営に貢献していることを伝える

　成果を出すためには，目標設定が明確であること，到達できるレベルであること，さらに，必ず，取り組むことが必要です。また，病棟目標の達成は，スタッフの努力の結果によるものです。看護師長は，スタッフが責任ある仕事を成し遂げるよう支援しながら，1人ひとりの努力を認め，その努力がどのように病棟運営に貢献したのかを伝えます。それがスタッフのやる気をさらに高めます。

> Point
> - スタッフのやる気を高めるためには，「取り組むことができる，明確な目標設定」と「スタッフに期待する結果を示すこと」が必要です。
> - スタッフのやる気を高めるためには，看護師長とスタッフが合意のもとに自己目標を設定する（スタッフに任せきりにせずに支援する）ことが必要です。
> - スタッフのやる気を高めるためには，責任ある仕事に取り組み，成果を出せるような支援を行い，その努力が病棟運営に貢献したことを伝えることが重要です。

5-10 業務における自己目標とキャリア発達の関係

> **エクササイズ**　病棟目標達成のために設定されたスタッフの自己目標は，病棟運営の質を高めることに関係し，かつ，スタッフ個々のキャリア発達を促すことに関係します。例えば下記の自己目標について，「病棟における成果の視点」としてはどのようなことが考えられますか？　また，「個人のキャリア発達の視点」としては，どのようなことが考えられますか？

病棟目標：入院患者の褥瘡発生を予防する

スタッフの自己目標（例）	病棟における成果の視点	個人のキャリア発達の視点
褥瘡リスクアセスメントシートを作成する		
効果と経済性を考慮して，褥瘡ケアに適切な用具の選定案を作成する		
褥瘡とスキンケアに関する学習会を開催する		
褥瘡予防に関するマニュアルを作成する		
スタッフの褥瘡ケアの技術教育を行う		
褥瘡ケアを行う際の専用記録シートを作成する		

1. 業務における自己目標とキャリア発達の関係

　業務における自己目標は，その目標の達成により病棟の目標を達成するという連鎖があります。そして，個々のスタッフにとっては，自己目標達成のための活動が，質の高い看護を提供する病棟運営に貢献するのみならず，看護職としての1人ひとりのキャリアを発達させるという関係性をもっています。表1に，エクササイズで取り上げた事例に対し，「自己目標（例）」と「病棟における成果の視点」「個人のキャリア発達の視点」の関係（例）を示しました。

　例えば，看護師Aは「褥瘡リスクアセスメントシートを作成する」という目標を担当しました。その結果，シートが完成すれば，病棟では，「アセスメントシートの利用により，褥瘡発生のリスクをもつ患者を早期に発見できる」というメリットが生まれます。また，シート作成のためのプロセスでは，褥瘡が発生しやすい状況を学習し，アセスメントに必要な要素を整理して，かつ，わかりやすく表にまとめ

るにはどうしたらよいかを考えます．したがって，そのプロセスは，「褥瘡に関して学習し知識を高め，ポイントを整理して表を作成するなどの能力を養う」ことなので，<u>自己成長につながり，看護職としてのキャリアを発達させる</u>のです．

表1 業務における自己目標とキャリア発達の関係（例）

スタッフの自己目標（例）	病棟における成果の視点	個人のキャリア発達の視点
褥瘡リスクアセスメントシートを作成する	アセスメントシートの利用により，褥瘡発生のリスクをもつ患者を早期に発見できる	褥瘡に関して学習し知識を高め，ポイントを整理して表を作成するなどの能力を養う
効果と経済性を考慮して，褥瘡ケアに適切な用具の選定案を作成する	適切な用具を統一して使用することができ，経済的である	用具にどのような種類があるのか学習し，コストとその効果を判定する能力を養う
褥瘡とスキンケアに関する学習会を開催する	スタッフの褥瘡に関する知識を高める機会となる	どのような学習会が必要なのか検討し，研修会の企画力や交渉力・広報力を養う
褥瘡予防に関するマニュアルを作成する	褥瘡ケアの質を高めるために，統一した手順が整備される	マニュアルの構成力や何を基準として整理するのかなど，作成に関する能力を養う
スタッフの褥瘡ケアの技術教育を行う	褥瘡ケアの質を高めるために，スタッフが技術レベルを統一できる	学習会や機会教育を通し，自身の技術力を高めると同時に，指導能力を養う
褥瘡ケアを行う際の専用記録シートを作成する	褥瘡ケアの実施状況と患者の変化を把握しやすい，能率的な記録が整備される	記録として必要な要素を検討して，効果的な記録シートを作成する能力を養う

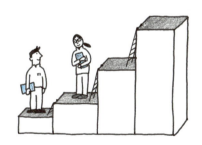

Point
- 個々のスタッフの業務における自己目標達成のための活動は，質の高い看護を提供する病棟運営に貢献するという連鎖があります．
- 自己目標達成のプロセスにおいて，取り組むテーマについて学習することで知識を深め，成果物を作成することでさまざまな能力を養うことができます．
- 自己目標達成のプロセスは，病棟への貢献のみならず，看護職としての1人ひとりのキャリアを発達させるというしくみをもっています．

5-11 看護現場における連鎖性と看護職としてのキャリア形成

エクササイズ 以下の図は,病棟目標の達成とキャリア発達の関係を示しています。図中の①〜⑥に,ご自身について当てはまることを記入してください

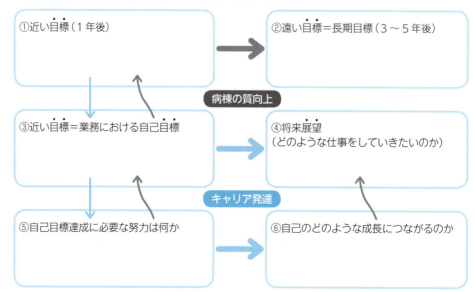

1. キャリアの長期的視点とは

　近年,仕事を継続していくために,長期的視点をもちキャリア形成を考えることの大切さが認識されるようになりました。基礎教育修了時点で,「将来は緩和ケアの認定看護師になる」とか「将来は国際的に活動できる看護師になる」など,具体的な目標を掲げる学生も増えてきました。

　将来に対して明確な目標をもって仕事をすることができれば,それに越したことはないかもしれません。しかし,多くの場合は,明確な目標をもっているわけではありません。そのため,目標面接で,「あなたは将来何を目指しているの」と看護師長に尋ねられると困ってしまうという看護師も多くいます。

　キャリアの長期的視点とは,明確な目標でなくても,自分がどのようなことに関心をもち,どのように仕事をしようと思っているのか,数年先の仕事のあり方を展望することでも十分です。

2. 看護現場における出来事の連鎖性と看護職としてのキャリア形成

　私たちには、「看護師国家試験に合格する」という明確な目標に向かって努力していた頃がありました。でも、それは、看護職としての職業生活（プロセス）の起点であり、終着点ではありませんでした。

　就職後、多くの場合、看護現場ではさまざまな人との出会いがあり、さまざまな実践を通し、成長していきます。そのプロセスは、1つの出来事が次の出来事に影響するという連鎖性をもっています。就職時には考えてもいなかった仕事をしていることのほうが多いかもしれません。そこで養われる能力は、さまざまな場面で応用が可能なことです。なにより、大事なことは、<u>日々の仕事に丁寧に取り組んだ結果がキャリアを形成していく</u>ということです（図1）。

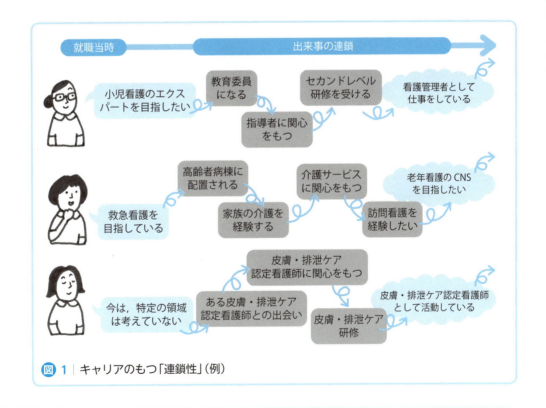

図1　キャリアのもつ「連鎖性」（例）

> **Point**
> - 近年、仕事を継続していくために、長期的視点をもちキャリア形成を考えることの大切さが認識されるようになっています。
> - 基礎教育修了時点で、あるいは就職後に、将来に対して明確な目標をもって仕事をすることができれば、それに越したことはないかもしれません。
> - しかし、多くの場合は、明確な目標をもっているわけではなく、看護現場におけるさまざまな人との出会いや出来事の連鎖とともに看護の道を歩いていきます。

5-12 「やらない」だけで「できない」の悪循環を断ち切る方法

エクササイズ ご自身のこれまでの職業人生（看護）を振り返り，次の問い①〜⑤について考えてください

問い①：あなたが看護の職業を通して「できる」と思うことは何ですか？
　　解答 [　　　　　　　　　　　　　　　　　　　　　　　　　　　]

問い②：あなたが看護の職業を通して「やりたい」と思うことは何ですか？
　　解答 [　　　　　　　　　　　　　　　　　　　　　　　　　　　]

問い③：あなたが看護という職業に「価値」を感じることは何ですか？
　　解答 [　　　　　　　　　　　　　　　　　　　　　　　　　　　]

問い④：あなたが看護の現場において，やりたいけど「できない」と思っていることはありますか？　それは何ですか？　トライしていないだけではありませんか？
　　解答 [　　　　　　　　　　　　　　　　　　　　　　　　　　　]

問い⑤：あなたが看護の仕事で「価値」は感じるけど，「やりたくない」と思っていることはありますか？　それは何ですか？　それはなぜですか？
　　解答 [　　　　　　　　　　　　　　　　　　　　　　　　　　　]

復習！

1. 看護における価値を確認する

キャリアについては『看護マネジメント入門　第2版』p.228-229も参照してください。

　キャリアは，履歴書に記載するような何を実践してきたのかを把握することができる客観的側面（他の人からもみえるもの）と，仕事に対する意識・意味づけなどの主観的側面（自分にしかわからないもの）の2面性をもっています。

　シャインによれば，客観的側面は外見上のキャリア，主観的側面は内面的キャリアと呼ばれます[5]。そして，この内面的キャリアにはさらに3つの側面があります（図1）[6]。「自分に何ができるのか」「自分は何がやりたいのか」「自分は何をすることに価値を感じるのか」——この3つがフィットした状況をデザインすることがキャリアには大切ですが，自分のこととはいえ，問われてはっとする人は少なくありません。「やりたいこと」ができることとは限らなかったり，「できること」がやりたいことではなかったり，「価値を感じること」が「できること」や「やりたいこと」ではなかったり……となかなか難しいものです。ただ，看護という仕事に「価値」を感じているからこそ，この仕事を続けているのだと思います。

時には，看護の魅力や価値（表1）を改めて確認することも，自分自身のキャリアを大切にすることにつながります。

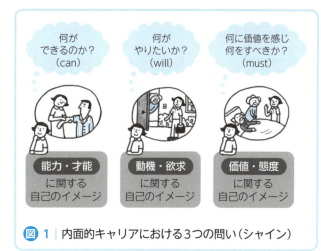

図1 | 内面的キャリアにおける3つの問い（シャイン）

表1 | 看護の魅力や価値（例）

・人々の健康にかかわるケア・支援の担い手である
・適切な看護ケアのための知識・技術・態度の鍛錬が求められる
・生命誕生の喜び，生命のきらめきを実感できる
・生命の看取り，生命の尊さを実感できる
・救命から予防医療まで，生から死まで，個を尊重するケア・支援の担い手である
・「生命とは何か」「生きるとは何か」ということと向き合える職業である

など

2.「やらない」だけで「できない」の悪循環を断ち切る

　新人の頃は「できること」「やりたいこと」「価値を感じること」がフィットしていたと思い出す人は多いでしょう。でも，キャリアはとても長い年月にわたるので，不安定な状況も多々起こります。そして，「自分は何を目指しているのか」「何のために働いているのか」と霧の中に迷い込むことも一度や二度ではないでしょう。しかし，「できないからやらずにいて，いつまでもできないまま」になり，さらに，「できないのでやりたくない」となっていることはないでしょうか。何事も実施することで「できる」ようになります。単純に「やりたくない」で答えを切らずに，「やらない」だけで「できない」の循環になっていないかを確かめて，もし，悪循環をつくっている状況があるのなら，その循環を断ち切る勇気も必要です。

Point

- 看護の仕事に「価値」を感じているからこそ，この仕事を続けられます。時には看護の価値を改めて確認することも，キャリアを大切にすることにつながります。
- 「できること」「やりたいこと」「価値を感じること」のフィットした状況をデザインすることが大切ですが，長い年月においては不安定な状況も起こり得ます。
- 何事も実施するから「できる」ようになります。「やらない」だけで「できない」の悪循環をつくっているとしたら，その循環を断ち切る勇気も必要です。

5-13 日々の実践を重ねることの意味

> **エクササイズ** ご自身のこれまでの職業人生を振り返り，次の問いに答えてください

問い①：看護の仕事に価値を感じていると思いますか？
　　　　4. とても思う　3. 少し思う　2. あまり思わない　1. ほとんど思わない

問い②：看護職であることに誇りをもっていると思いますか？
　　　　4. とても思う　3. 少し思う　2. あまり思わない　1. ほとんど思わない

問い③：自ら進んで学習してきたことが多いと思いますか？
　　　　4. とても思う　3. 少し思う　2. あまり思わない　1. ほとんど思わない

問い④：新人の頃と今を比較して，自分自身は成長していると思いますか？
　　　　4. とても思う　3. 少し思う　2. あまり思わない　1. ほとんど思わない

問い⑤：職場の中によき相談相手がいたと思いますか？
　　　　4. とても思う　3. 少し思う　2. あまり思わない　1. ほとんど思わない

問い⑥：職場の中で，よき相談相手として頼られていると思いますか？
　　　　4. とても思う　3. 少し思う　2. あまり思わない　1. ほとんど思わない

問い⑦：新人の頃はよい指導を受けたと思いますか？
　　　　4. とても思う　3. 少し思う　2. あまり思わない　1. ほとんど思わない

　　理由　（どのような側面から）

問い⑧：職場の教育体制により自分は成長してきたと思いますか？
　　　　4. とても思う　3. 少し思う　2. あまり思わない　1. ほとんど思わない

1. 日々の実践を重ねることの意味

　私たちは，いつのまにか自分で判断してケアを行うようになったり，後輩に指導をするようになったりと，日々の実践を重ねながら成長しています。今，行っていることのきっかけが，たとえ自ら望んだことでなくても，投げ出さずに丁寧に取り組むことが大切です。自分の成長に気がつかないでいることが多いかもしれませんが，どんなときに成長したのか，自身のキャリアを振り返ってみることも必要です。

2. メンターの存在

　メンターとは，ギリシャ神話に登場するオデュッセウス王の友人で，彼の息子の養育を託されたメントール（Mentor）に由来するといわれ，一般的には「賢く信頼のおける相談相手」に対して用いられる言葉です[7]。このメンターは，職場の中では直属の上司や入社当時の上司であることが圧倒的に多い，といわれます[8]。メンターの存在もキャリア発達に重要な役割を果たします。ヒトを育てるよい職場環境づくりのためには，キャリア開発ラダー制度などの能力開発プログラムを整備していくことに加え，看護管理者がスタッフのよきメンターであることが望まれます。

3. キャリアデザインの目的

　キャリアデザインというと「将来は認定看護師になる」など，何かに到達することを指して使われていることが多いようです。しかし，それらはキャリアにとっては通過点にすぎず，何のために認定看護師を目指すのか，通過した先を見据えていないと，「いったい私は何をしたかったのか」という行き詰まり感を覚えたりします。キャリアデザインの目的は，数年後のキャリア（自分の未来像）を展望し，その状況に到達するために，段階的に自己目標を1つひとつ達成する努力を通して，キャリアに対する「フィット感」「充実感」「納得感」を得るような仕事状況をつくり出すことです。

4. 自分の歩いてきた後に道ができる

　キャリアというと将来のことを思い描くので，先がみえないと，悩んだりふさぎ込んだりします。そんなときは，流れに任せて目の前の仕事を丁寧に行うことが大事です。キャリア（career）の語源は，馬車などの通り道＝轍（わだち）であるといわれます。

　轍は，「車が通って道に残した輪の跡」（『広辞苑　第七版』）のことです。この跡は，どこにつくられるのでしょうか。道の行く手ではなく通り過ぎた後につくられるのです。

　今の仕事を投げやりにしないで丁寧に行うことの意味がそこにあります。<u>日々の実践の積み重ねはキャリア発達に大きく影響する</u>ことを，再認識したいと思います。

Point

- キャリア発達を促進する要因として，自己啓発，メンターとのかかわり，組織における研修などの能力開発が挙げられます。
- ヒトを育てるよい職場環境づくりのためには，看護管理者がスタッフのよきメンターであることが望まれます。
- キャリアの語源は「轍（わだち）」＝車が通って道に残した輪の跡です。この跡は，道の行く手ではなく，通り過ぎた後につくられます。日々の実践の意味がそこにあるのです。

5 文 献

■引用文献
1 ）P・F・ドラッカー著，上田惇生編訳：現代の経営（上）（下），ダイヤモンド社, 2006.
2 ）D. マグレガー著, 高橋達男訳：企業の人間的側面, 産業能率大学短期大学, 1966, p.38-55.
3 ）エドワード・C. シュレイ著, 上野一郎訳：結果のわりつけによる経営, 池田書店, 1963, p.74.
4 ）フレデリック・ハーズバーグ著, 北野利信訳：仕事と人間性, 東洋経済新報社, 1968, p.107-115.
5 ）エドガー・H. シャイン著, 金井壽宏訳：キャリア・アンカー, 白桃書房, 2003, p.11.
6 ）エドガー・H. シャイン著, 二村敏子, 他訳：キャリア・ダイナミクス, 白桃書房, 1991, p.143.
7 ）下條美智彦：ヨーロッパの教育現場から, 春風社, 2003, p.84.
8 ）小野公一：キャリア発達におけるメンターの役割, 白桃書房, 2003, p.23-24.

第6部

部署目標の評価方法

6-1 病棟目標を評価する際の基本原則

> **エクササイズ** 以下の事例Aと事例Bは，同じ目標を評価していますが，評価の欄をみると，数字が違っています。この違いは，どこに原因があると思いますか？
>
> 解答 [　　　　　　　　　　　　　　　　　　　　　　　　　　　　　　　　]

事例A

評価基準 4. 期待以上　3. 期待どおり　2. 期待より少し低い　1. 期待よりとても低い

目標の内容	結果	評価
転倒件数が減少する	今年度は，1年間で2件であった	2
平均在院日数が減少する	昨年度と同様に18日以内であった	3
高齢入院患者の自宅への退院が増加する	自宅への退院は，10名だった	2
転倒リスクアセスメントシートを作成する	アセスメントシートを作成できた	3
新（要因別）転倒防止マニュアルを作成する	取り組んだが完成に至らず，来年度に持ち越した	2
高齢者の身体的機能の特徴について学習会を開催する	高齢者の身体的機能の特徴と介護について実施した	3
学習会に参加する	ほとんどのスタッフが参加した	3
介護認定の種類について理解する	「よかった」の評価が多く理解したと思われる	3

事例B

評価基準 4. 達成度80％以上　3. 達成度70％〜79％　2. 達成度60〜69％　1. 達成度59％以下

目標の内容	成果指標	目標値	結果	評価
転倒件数が減少する	転倒件数	0件／年	2件／年	1
平均在院日数が減少する	平均在院日数	18日以内	18日以内	4
高齢入院患者の自宅への退院が増加する	自宅退院率	高齢入院患者の50％	40％	4
転倒リスクアセスメントシートを作成する	シートの作成	100％（9月まで）	100％	4
新（要因別）転倒防止マニュアルを作成する	マニュアルの作成	100％（9月まで）	80％	4
高齢者の身体的機能の特徴について学習会を開催する	学習会の開催数	シリーズで3回	2回	2
学習会に参加する	参加率	毎回90％	毎回80％	4
介護認定の種類について理解する	小テスト平均得点	平均80点以上	平均85点	4

1. なぜ，評価内容に違いが発生したのか

　時々，「何を評価すればよいのか，評価項目がわからなくて」という声を聞くことがありますが，病棟目標の成果は<u>目標の達成度で評価する</u>ことが，基本原則です。事例Aも事例Bも，目標として提示したことの結果を示し，それぞれ1〜4点の4段階で評価しています。どちらも4段階であるにもかかわらず，事例Aは，「総得点が21点で，平均点2.6点」ですが，事例Bは，「総得点が27点で，平均点3.4点」と違いが出ています。その違いを引き起こしたのは何でしょう。

事例Aでは，成果目標に対してその達成度を何で測定するのか「成果指標（成果尺度）」がなかったことと，「目標値」が定められていなかったことです。さらに，4段階の評定が，「4. 期待以上」〜「1. 期待よりとても低い」などの主観的な評価基準になっていたことです。

2. 成果指標と目標値を設定する意味

> 復習！
> 本書 p.52-53 および『病棟目標の立て方 第2版』p.84-87 も参照してください。

成果目標は，「目標（内容）＋成果指標＋目標値」で構成されます。この示し方は，目標を設定する時点で，取り組む内容およびゴール地点がわかるように，定量目標として表現するものでした。また，これは，取り組んだ結果として明示すべきことを目標設定のときから示すことを意味しています。したがって，取り組んだ結果は，成果指標について数値で表せばよく，評定は，目標値に対しての達成度で行います。

目標設定時点で，成果指標と目標値を明示することは，評価するためにも必要なことです。

3. 可能な限り客観的に評価する

評価のための尺度に，3段階・4段階・5段階などの等級をつくり評価を定めることを，評定といいます。病棟目標の評価についても，こうした評定を行うことが多くなりました。

事例Aと事例Bは，評価基準を4段階（4〜1）として示していますが，A・B・C・Dのようにアルファベットで表記したり，Ⅰ〜Ⅳというローマ数字で表したりもします。事例Aの「4. 期待以上，3. 期待どおり，2. 期待より少し低い，1. 期待よりとても低い」，事例Bの「4. 達成度80％以上，3. 達成度70％〜79％，2. 達成度60〜69％，1. 達成度59％以下」のように，同じ4段階でも評価基準が異なっています。事例Aでは，4段階評定としているものの，その基準が「3. 期待どおり」「2. 期待より少し低い」などと主観的な内容となっています。この場合は，何をもって期待どおりとするのかが不明なので，評価者がもっと高いものを期待していた場合には，評価は低くなることになります。そうした状況を回避するために，事例Bのように<u>評定レベルを達成割合で定めておく</u>と，<u>誰が評価しても同じ評定</u>ということになります。可能な限り客観的に評価するためには，おすすめの方法です。

> **Point**
> - 病棟目標の成果を評価する際は，「目標の達成度」で評価することが，基本中の基本です。
> - 目標の達成度を評価するためには，目標設定の時点で，目標とした内容ごとに成果指標（成果尺度）と目標値を定めておく必要があります。
> - 評価のために3段階・4段階などの等級をつくり評価を定めることを，評定といいます。評定基準（評価基準）については，可能な限り主観を排除することが重要です。

6-2 評価を求める基本となる計算式

エクササイズ 下記に示した「目標達成度の基本的な計算式」を基に，目標（1）～（9）の事例に対して達成度を計算し，その達成度と評価基準を基に最終評価を行ってください（それぞれの目標の空欄①～㊱に適切な数字もしくはアルファベットを入れて完成させてください）

目標達成度の基本的な計算式

$$達成度（\%） = \frac{結果（実績値）}{目標値} \times 100$$

目標（1）：多職種カンファレンスを開催する
評価基準 A（期待以上）＝ 80％以上　B（期待どおり）＝ 70～79％　C（やや不足している）＝ 60～69％　D（不足している）＝ 59％以下　E ＝取り組まず

成果指標	目標値	結果	達成度（％）	評価
カンファレンス開催数	1回／週（4回／月平均）	3回／月平均	③	④

$$達成度 = \frac{結果 = （②　　　）}{目標値 = （①　　　）} \times 100 = （③　　　\%）$$

目標（2）：高齢者の身体的機能の特徴についての学習会を開催する
評価基準 A（期待以上）＝ 80％以上　B（期待どおり）＝ 70～79％　C（やや不足している）＝ 60～69％　D（不足している）＝ 59％以下　E ＝取り組まず

成果指標	目標値	結果	達成度（％）	評価
学習会の開催数	シリーズ3回／年	0回／年	⑦	⑧

$$達成度 = \frac{結果 = （⑥　　　）}{目標値 = （⑤　　　）} \times 100 = （⑦　　　\%）$$

目標（3）：転倒リスクアセスメントシートを作成する
評価基準 A（期待以上）＝ 100％以上　B（期待どおり）＝ 80～99％　C（やや不足している）＝ 60～79％　D（不足している）＝ 59％以下　E ＝取り組まず

成果指標	目標値	結果	達成度（％）	評価
シート完成レベル	完成度100％	全体の80％	⑪	⑫

$$達成度 = \frac{結果 = （⑩　　　）}{目標値 = （⑨　　　）} \times 100 = （⑪　　　\%）$$

目標（4）：看護師の介護サービスに関する理解力が向上する
評価基準 A（期待以上）＝ 80％以上　B（期待どおり）＝ 70～79％　C（やや不足している）＝ 60～69％　D（不足している）＝ 59％以下　E ＝取り組まず

成果指標	目標値	結果	達成度（％）	評価
介護サービスに関する小テスト得点（10点満点）	平均8点以上	平均9点	⑮	⑯

$$達成度 = \frac{結果 = （⑭　　　）}{目標値 = （⑬　　　）} \times 100 = （⑮　　　\%）$$

目標（5）：受け持ち患者の退院指導書を作成し，それを基に指導する

評価基準　A（期待以上）＝80％以上　B（期待どおり）＝70〜79％　C（やや不足している）＝60〜69％　D（不足している）＝59％以下　E＝取り組まず

成果指標	目標値	結果	達成度（％）	評価
退院指導書の作成の有無	対象患者100％	対象患者80％	⑲	⑳

$$達成度 = \frac{結果 = (⑱　　　)}{目標値 = (⑰　　　)} \times 100 = (⑲　　　\%)$$

目標（6）：病床利用率が上昇する　「現状値は80％である」

評価基準　S（より期待以上）＝101％以上　A（期待以上）＝80.0〜100％　B（期待どおり）＝50.0〜79.9％　C（やや不足している）0.0〜49.9％　D（不足している）＝0.0％未満（現状値より低下する）

成果指標	目標値	結果	達成度（％）	評価
病床利用率	90％（10％増）	85％（5％増）	㉓	㉔

$$達成度 = \frac{結果（増加分）= (㉒　　　)}{目標値（増加分）= (㉑　　　)} \times 100 = (㉓　　　\%)$$

目標（7）：高齢入院患者の自宅への退院が増加する　「現状値は40％である」

評価基準　S（より期待以上）＝101％以上　A（期待以上）＝80.0〜100％　B（期待どおり）＝50.0〜79.9％　C（やや不足している）0.0〜49.9％　D（不足している）＝0.0％未満（現状値より低下する）

成果指標	目標値	結果	達成度（％）	評価
対象患者の自宅への退院率	50％（10％増）	45％（5％増）	㉗	㉘

$$達成度 = \frac{結果（増加分）= (㉖　　　)}{目標値（増加分）= (㉕　　　)} \times 100 = (㉗　　　\%)$$

目標（8）：平均在院日数が減少する　「急性期一般入院料1算定病院→現状値は18日である」

評価基準　A（期待以上）＝100％（現状維持）以下　D（不足している）＝101％以上

成果指標	目標値	結果	達成度（％）	評価
平均在院日数	18日（現状維持）	18日	㉛	㉜

$$達成度 = \frac{結果 = (㉚　　　)}{目標値 = (㉙　　　)} \times 100 = (㉛　　　\%)$$

目標（9）：高齢患者の転倒・転落のインシデント発生率が減少する　「現状値は8.0％である」

評価基準　A（期待以上）：達成度100％以上　B（期待どおり）：減少率＝50.0〜99.9％以上　C（やや不足している）：0.0％（現状維持）〜49.9％　D（不足している）＝0.0％未満（転倒率が増加している）

成果指標	目標値	結果	達成度（％）	評価
高齢患者の転倒・転落インシデント発生率	7.0％（1％減少）	7.6％（0.4％減少）	㉟	㊱

$$達成度 = \frac{結果（減少分）= (㉞　　　)}{目標値（減少分）= (㉝　　　)} \times 100 = (㉟　　　\%)$$

Point

- 病棟目標の評価として，目標の達成度を算出するために，「目標値」も「結果としての実績値」も数値で示すことが重要です。
- 病棟目標の達成度の計算式は，「結果（実績値）」÷「目標値」×100＝（　）％が基本ですが，すべてに適用できない場合もあります。
- 目標値が「アセスメントシートの完成」などのときは，完成度が80％では使用できないために達成度の評価は不可となります。このように，単純に％のみでは評定ができない場合があります。

6-3 目標値の設定の違いによる評価の仕方

> **エクササイズ** 以下に,「病棟目標:高齢入院患者の転倒を防止する」を達成するために,アクションプランとして分割された成果目標の例(1)〜(5)を挙げました。それぞれの評価基準をどのように設定しますか?
>
> 解答 [　　　　　　　　　　　　　　　　　　　　　　　　　　　　　　　　]

病棟目標:高齢入院患者の転倒を防止する

成果目標(1)高齢入院患者の転倒件数が減少する

成果指標	目標値	実績値(結果)	達成度	評価
転倒件数/年	0件	10件/年		

成果目標(2)転倒リスクアセスメントシートを作成する

成果指標	目標値	実績値(結果)	達成度	評価
シート作成の有無	シートの完成	シートが完成した		

成果目標(3)要因別の対策を検討し,要因別転倒防止マニュアルを作成する

成果指標	目標値	実績値(結果)	達成度	評価
マニュアル作成の有無	マニュアルの完成	完成しなかった		

成果目標(4)作成したマニュアルの説明会を行う

成果指標	目標値	実績値(結果)	達成度	評価
説明会の開催数	2回	1回のみ実施*		

* 1回目の参加率が90%を超えたため,不参加者へは個別伝達とした。

成果目標(5)転倒リスクアセスメントシートを使用する

成果指標	目標値	実績値(結果)	達成度	評価
使用率	90%	80%		

1.「達成度(計算した比率)」を評価基準にした場合

　仮に,評定5段階の基準を「A = 80%以上,B = 70〜79%,C = 60〜69%,D = 59%以下(不可),E = 取り組まず」として,事例の評価を考えてみます。

　成果目標(1)の「高齢入院患者の転倒件数が減少する」の成果指標は「転倒件数」です。また,成果目標(5)の「転倒リスクアセスメントシートを使用する」の成果指標は「使用率」です。このような場合は,実際に取り組んだアウトカムとして,達成度(比率)で判定するのが適切と思われます。したがって,前項で説明した「達成度(%) = 結果(実績値) ÷ 目標値 × 100」の計算式で達成度を算出すると,成果

目標（1）の達成度は「0％」で評価は「D」，成果目標（5）の達成度は「88.9％」で評価は「A」となります。

2. 「成果物の有無」を評価基準にした場合

　成果目標（2）「転倒リスクアセスメントシートを作成する」の場合，成果指標は，「シート作成の有無」で，目標値は「シートの完成」です。また，成果目標（3）「要因別転倒防止マニュアルを作成する」の成果指標は「マニュアル作成の有無」で，目標値は「マニュアルの完成」です。この2つの目標の達成度は「有無」という尺度を用いています。この場合は，「完成＝100％」「完成なし＝0％」で判定します。したがって，成果目標（2）は完成したので達成度は「100％」・評価「A」となりますが，成果目標（3）は「完成せず」なので達成度は「0％」・評価「D」となります。

　事例では，病棟目標の大目標である「高齢入院患者の転倒を防止する」を達成するために，「アセスメントシート」「マニュアル」の整備が必須であると判断してアクションプランを計画したものと思われます。このような場合は，仮に，「マニュアル」の作成途中で多くの努力を必要としたとしても，結果として完成しなければ評価は低くなるということです。

　このように，取り組みのプロセスではなく，結果をありのままにみて判断する厳しさも必要です。<u>頑張った結果が成果につながるように努力する必要がある</u>ことも理解しておく必要があります。

3. 評価の基準の修正が必要な場合

　成果目標（4）「作成したマニュアルの説明会を行う」の場合，成果指標は「説明会の開催数」で，目標値は「2回」となっています。結果は「1回」で，「達成度（％）＝結果（実績値）÷目標値×100」の計算式を適用すると達成度は50％なので，D＝59％以下（不可）になります。しかし，「1回目の参加率が90％を超えたため，不参加者へは個別伝達とした」とのコメントがあります。この場合は2回目の開催が不要だったと判断できるので，目標値を修正し，A評価と判断してよいでしょう。

　根拠を明確に示すことができれば，評価基準などを修正する柔軟性も必要です。

> **Point**
> - 評価基準は，目標設定の際に準備することが基本です。達成度（計算した比率）に基づき判定しますが，それだけでは判定できない場合もあります。
> - 成果物の有無を評価基準にした場合，その取り組みのプロセスに努力を必要としたとしても，結果をありのままに判定する厳しさが必要です。
> - 根拠を明確に示すことができれば，「目標値を修正する」「評価基準を修正する」などの柔軟性も必要です。

6-4 行動レベルの目標の達成度から総合評価を算出する方法

> **エクササイズ** 下記は、A病棟の病棟目標（BSCシート活用）の展開例です。年度末に項目別の評価が決定しました。①〜④の視点評価と⑤の総合評価について考えてみましょう

病棟目標（病棟の全体目標）						総合評価 ⑤
受け持ち制を強化し、高齢入院患者のADLの低下を予防し、早期自宅退院を支援する						

項目評価の評価基準　a＝80％以上　b＝70〜79％　c＝60〜69％　d＝59％以下　e＝取り組まず（不可）

展開視点	視点別目標（評価項目）	成果指標	目標値	結果	項目評価	視点評価
財務の視点	平均在院日数が減少する	平均在院日数	18日	18日	a	①
	病床利用率が上昇する	病床利用率	86％	85％	a	
	転倒件数が減少する	転倒件数	0件	2件	d	
顧客の視点	ADLが低下しない	維持・上昇率	50％	25％	d	②
	自宅へ退院する	自宅への退院率	50％	30％	c	
	転倒しない	転倒人数	0名	2名	d	
業務プロセスの視点	転倒リスクアセスメントシートを作成する	作成の有無	完成	完成	a	③
	受け持ち患者の看護過程を展開する	受け持ち記録率	80％	60％	b	
	入院後のリハビリ標準計画を作成する	作成の有無	完成	作成せず	e	
	理学療法士とのカンファレンスを開催する	週1回開催率	80％	70％	b	
	退院後の問題を整理し、退院指導を行う	退院指導実施率	80％	70％	b	
学習と成長の視点	高齢者の身体的機能の特徴の研修会を開催する	開催数	3回	2回	c	④
	研修会に参加する	毎回参加率	80％	90％	a	
	研修会での学びがある	評価表得点	平均4点以上	平均4点	a	
	要介護認定の理解が高まる	ミニテスト得点	平均8点以上	平均9点	a	

1. 項目評価から全体評価へ

　事例のA病棟は、「受け持ち制を強化し、高齢入院患者のADLの低下を予防し、早期自宅退院を支援する」という病棟目標を提示し、目標のブレークダウンをBSCシートで行いました。したがって、「財務の視点」「顧客の視点」「業務プロセスの視点」「学習と成長の視点」で分割しています。取り組みの結果を目標値と照らし合わせて達成度を算出して、a〜eの評価を基に、各項目の評価を決定しました。

　次は、得点化を行います。事例では、aからeの5段階で評価していますが、eは取り組みをしていないので0点で設定し、a＝4点、b＝3点、c＝2点、d＝1点、

e＝0点と得点化します．各項目別に平均点を算出すると，①「財務の視点」の視点評価は，（4点＋4点＋1点）÷3（項目）＝3点です．同様に，②「顧客の視点」は1.3点，③「業務プロセスの視点」は3点，④「学習と成長の視点」は3.5点になります．A病棟では，視点評価および総合評価の評価基準を下記のように定めています．それを基に，各視点評価を決定しました．さらに，各視点評価の平均点を足して，4（視点）で割ると，全体の平均点が2.7となりました．設定した総合評価の評価基準に当てはめると，この病棟目標の総合評価はBとなりました（図1）．

視点評価・総合評価の評価基準
A＝3.5点以上　B＝2.5～3.4点　C＝2.0～2.4点　D＝1.0～1.9点　E＝0.9点以下

展開視点	視点別目標（評価項目）	項目評価	得点化	平均点	視点評価	総合評価
財務の視点	平均在院日数が減少する	a	4	3	①B	⑤（2.7点）B
財務の視点	病床利用率が上昇する	a	4			
財務の視点	転倒件数が減少する	d	1			
顧客の視点	ADLが低下しない	d	1	1.3	②D	
顧客の視点	自宅へ退院する	c	2			
顧客の視点	転倒しない	d	1			
業務プロセスの視点	転倒リスクアセスメントシートを作成する	a	4	3	③B	
業務プロセスの視点	受け持ち患者の看護過程を展開する	b	3			
業務プロセスの視点	入院後のリハビリ標準計画を作成する	e	0			
業務プロセスの視点	理学療法士とのカンファレンスを開催する	a	4			
業務プロセスの視点	退院後の問題を整理し，退院指導を行う	a	4			
学習と成長の視点	高齢者の身体的機能の特徴の研修会を開催する	c	2	3.5	④A	
学習と成長の視点	研修会に参加する	a	4			
学習と成長の視点	研修会での学びがある	a	4			
学習と成長の視点	要介護認定の理解が高まる	a	4			

図1 視点評価・総合評価（例）

Point
- 病棟で取り組む全体目標の達成を目指して，連鎖を意識しながら行動レベルに分割して目標を設定することを，ブレークダウンといいます．
- BSCシートを用いてブレークダウンした場合は，その評価も，「財務の視点」「顧客の視点」「業務プロセスの視点」「学習と成長の視点」で行います．
- 各成果目標の達成度の割合を得点化し，平均点を算出すると，視点別の評価を判定できます．さらに，視点別の平均点から総合評価を判定します．

6-5 数値による評価結果の活かし方

> **エクササイズ** 以下は，前項で提示した BSC シートで展開した A 病棟の病棟目標の「項目評価」「視点評価」「総合評価」を示したものです。これらの評価をみて，どのような取り組みがよかったのか，また，何が課題になるのか考えてみましょう

病棟目標（病棟の全体目標）					総合評価
受け持ち制を強化し，高齢入院患者の ADL の低下を予防し，早期自宅退院を支援する					2.7 点＝B

展開視点	視点別目標（評価項目）	項目評価	得点化	平均点	視点評価
財務の視点	平均在院日数が減少する	a	4	3	B
	病床利用率が上昇する	a	4		
	転倒件数が減少する	d	1		
顧客の視点	ADL が低下しない	d	1	1.3	D
	自宅へ退院する	c	2		
	転倒しない	d	1		
業務プロセスの視点	転倒リスクアセスメントシートを作成する	a	4	3	B
	受け持ち患者の看護過程を展開する	b	3		
	入院後のリハビリ標準計画を作成する	e	0		
	理学療法士とのカンファレンスを開催する	a	4		
	退院後の問題を整理し，退院指導を行う	a	4		
学習と成長の視点	高齢者の身体的機能の特徴の研修会を開催する	c	2	3.5	A
	研修会に参加する	a	4		
	研修会での学びがある	a	4		
	要介護認定の理解が高まる	a	4		

1. 何を頑張ったのかを認める

　病棟目標の評価は，自分たちの実際の活動を振り返り，その結果を確認することから始まります。その第1の目的は，何を頑張って成果を得たのかを知り，自分たちの努力を認めて次の活動へのエネルギーを得ることです。視点評価で「A」評価である「学習と成長の視点」が目を引きます。とかく，「財務に関する視点」が重視される風潮の中で，BSC ではそれ以外の視点も評価の対象となります。また，「学習と成長の視点」の視点評価は「A」でも，成果目標ごとの項目評価をみると，「研修会を開催する」が「c」評価で，目標値に至らなかったことが明確にわかります。

「業務プロセスの視点」では，「転倒リスクアセスメントシートの作成」「理学療法士とのカンファレンスの開催」「退院指導の実施」という成果物がありました。

また，「財務の視点」では，「平均在院日数」「病床利用率」で「a」評価であることも注目されます。「財務の視点」では，「学習と成長の視点」「業務プロセスの視点」の取り組みの最終アウトカムとしての成果が示されます。評価を通して，日々の実践が財務に影響していることを認識する機会にもしたいところです。

2. 何が課題なのかを明確にする

「何を頑張ったのか」を確認した後は，「何が課題として残ったのか」を確認することが重要です。「学習と成長の視点」は「A」評価でしたが，その中の「研修会を開催する」の項目評価は「c」でした。また，「業務プロセスの視点」では，「入院後のリハビリ標準計画を立案する」の項目評価は「e」です。「学習と成長の視点」と「業務プロセスの視点」は「顧客の視点」「財務の視点」に影響を与えるので，特に「c」以下の評価については，アクションプランの状況を振り返りながら，「なぜ目標値に達成しなかったのか」あるいは，「なぜ取り組むことをしなかったのか」，理由を明らかにすることが大切です。そのうえで，次年度に再度取り組む必要があるのか，どのように修正する必要があるのかを検討することがポイントです。

3.「質の高い看護の提供」のスパイラルアップのために

> ……復習！
> PDCAについては，『看護マネジメント入門　第2版』p.6-7も参照してください。

病棟目標は，地域のニーズに応じた「質の高い看護の提供」を具現化することにあります。病院・病棟の特徴からテーマを掲げて実践し，改善を行いながら，質を上げていくというPDCAサイクルがあります。PDCAは，1年で終わりという平面的なサイクルではなく，さらに，スパイラルアップしていくものです。

評価を行った結果，課題として残ったことをどのように実現していくか計画することが必要です。同時に，成果を挙げたことも，どのようにすればさらに質を上げることができるかを検討して，具体的な計画に落とし込んでいくことが重要です。

> **Point**
> - 病棟目標の評価の目的は，自分たちの活動を振り返り，「どのような成果を挙げたのか」と「何が課題として残ったのか」を認識することです。
> - とかく「できなかったこと」に着眼しがちですが，まず「できたこと」を明確にし，頑張った成果を次の活動へのエネルギーに変えることが重要です。
> - 病棟目標は「質の高い看護の提供」を具現化することにあります。1年間の平面的なサイクルで終結させず，次年度へとPDCAサイクルを回すことが重要です。

6-6 研修会における「学び」の評価方法

エクササイズ A病棟では，学習会を3回開催する予定が，実際には2回の開催で終わったために実施評価は「c」でした。また，病棟のスタッフの80%が参加したので参加率評価は「a」でした。それでは，研修会の目的に即した「学び」や「理解」に関する評価はどのようにすればよいでしょうか？

病棟目標（病棟の全体目標） 受け持ち制を強化し，高齢入院患者のADLの低下を予防し，早期自宅退院を支援する					
学習と成長の視点	高齢者の身体的機能の特徴の研修会を開催する	a	b	ⓒ	d	e
	研修会に参加する	ⓐ	b	c	d	e
	研修会での学びがある	ⓐ	b	c	d	e
	高齢者の転倒リスクを理解する	ⓐ	b	c	d	e

2019年度　○○病棟研修会
「高齢者の看護セミナー（1）」
－高齢者の身体的変化と転倒リスクの関係－

目的：高齢者の身体的変化と転倒を起こしやすい状況を理解する
日時：○○年○月○日（○）17：30～19：00
場所：病院小会議室
内容：講義
講師：当院　老年看護専門看護師　○○○○さん
対象：○病棟看護師

＊　夜勤・遅出勤務者以外は可能な限り参加してください。
＊　なお，伝達講習会の担当は，青森県子です。日程については，後日連絡します。
　　　　　　　　　○○病棟研修会企画グループ　青森県子　盛岡市子　宮城仙子

図1 研修会企画（お知らせ）の基本モデル

1. 研修会の企画者の明示と夜勤者等のフォロー

　研修会企画（お知らせ）の基本モデルを示しました（図1）。企画担当者の名前の明記は，責任の所在と個人のキャリア上の実績にもなるのでおすすめします。

　研修会の開催数・参加率は評価の重要な要素ですが，病棟の場合，交替勤務のため全員が参加することは不可能です。伝達講習など，フォローも考えておきたいところです。

2. 研修会の「目的」の明示と目的に対する「学び」の評価

　研修会は，開催数・参加率のみでなく，研修会のアウトカムとなる「学び」に対する評価を行うことが必要です。図2は，研修会における「学び」を評価するためのアンケート（例）です。研修会の企画で特に重要なのは，何のために行うのかという「目的」です。終了後は，<u>研修の目的に即して具体的に学習してほしかったことを質問形式でチェックをしてもらい</u>，研修会そのものに対する評価を行うことが重要です。

---

1. 研修の目的に関心があったと思いますか
　　4. とても思う　　3. 少し思う　　2. あまり思わない　　1. ほとんど思わない
2. 高齢者の転倒のリスクが高いことを理解できたと思いますか
　　4. とても思う　　3. 少し思う　　2. あまり思わない　　1. ほとんど思わない
3. 高齢者は歩行時の背屈困難によりつまずきやすいことを理解できたと思いますか
　　4. とても思う　　3. 少し思う　　2. あまり思わない　　1. ほとんど思わない
4. 高齢者は下肢の筋力低下で脚が上がりにくくなり，つまずきやすいことを理解できたと思いますか
　　4. とても思う　　3. 少し思う　　2. あまり思わない　　1. ほとんど思わない
5. 高齢者は平衡感覚の低下により歩行動作が不安定になることを理解できたと思いますか
　　4. とても思う　　3. 少し思う　　2. あまり思わない　　1. ほとんど思わない
6. 高齢者は視力の低下により段差等に気がつきにくく，つまずきやすいことを理解できたと思いますか
　　4. とても思う　　3. 少し思う　　2. あまり思わない　　1. ほとんど思わない
7. あなたは，高齢者の身体的機能の特徴について，新しい知識を得ることができたと思いますか
　　4. とても思う　　3. 少し思う　　2. あまり思わない　　1. ほとんど思わない
8. 本日の研修は日常の業務に役に立つと思いますか
　　4. とても思う　　3. 少し思う　　2. あまり思わない　　1. ほとんど思わない
9. 本日の研修会に参加してよかったと思いますか
　　4. とても思う　　3. 少し思う　　2. あまり思わない　　1. ほとんど思わない
10. 今後，あなたが研修したいテーマがあれば教えてください
　　（　　　　　　　　　　　　　　　　　　　　　　　　　　　　　　　　　）

図2 研修会の「学び」を評価するためのアンケート（例）

Point

- 研修会の開催数・参加率は評価の重要な要素ですが，病棟の場合，交替勤務のため全員が参加できないことも考慮して，伝達講習なども必要です。
- 研修会は，何のために行うのかという「目的」の明示が重要です。研修会の「学び」の評価は，研修目的に即して行うことが必要です。
- 研修における「学び」の評価は，研修目的に即して学んでほしいことを質問項目にした4段階評定等のアンケート形式で行うと測定しやすくなります。

6-7 「業務プロセスの視点」における「成果物」と「プロセス」に対する評価方法

> **エクササイズ** 以下の事例において，「業務プロセスの視点」における「e＝取り組まず」の項目について，「なぜ，取り組まなかったのか」を考えましょう。そして，「プロセス」の評価について考えてみましょう

病棟目標（病棟の全体目標）
受け持ち制を強化し，高齢入院患者のADLの低下を予防し，早期自宅退院を支援する

業務プロセスの視点						
	(1) 転倒リスクアセスメントシートを作成する	ⓐ	b	c	d	e
	(2) 受け持ち患者の看護過程を展開する	a	ⓑ	c	d	e
	(3) 入院後のリハビリ標準計画を作成する	a	b	c	d	ⓔ
	(4) 理学療法士とのカンファレンスを開催する	ⓐ	b	c	d	e
	(5) 退院後の問題を整理し退院指導を行う	ⓐ	b	c	d	e

成果目標（3）入院後のリハビリ標準計画を作成する

成果指標	目標値	実績値（結果）	達成度	評価
標準計画の作成の有無	標準計画の完成度100%	取り組まなかった	0%	ⓔ

【修正後の計画】

成果指標	目標値	実績値（結果）	達成度	評価
標準計画の作成の有無	標準計画の完成度80%	完成度50%	62.5%	ⓒ

表1 アクションプランにおける段階別成果目標（担当メンバー5名：○○　○○　○○　○○　○○）

成果目標	得点配分	実績値
①高齢患者の転倒しやすい状況をリスト化する	20%	20%
②入院生活の特徴からADLの低下要因をリスト化する	20%	20%
③安静度別に必要なリハビリを整理する	20%	0%
④主な疾患のリハビリ禁忌状況をリスト化する	20%	10%
⑤入院後のADL低下防止のリハビリ標準計画を文書にする	次回	次回
入院後のリハビリ標準計画を作成する（今年度は①～④を行う）	80%	50%

1. 「業務プロセスの視点」における評価に「取り組まず」が発生する主な理由

　事例では，「入院後のリハビリ標準計画を作成する」という成果目標（3）に対して，「取り組まず」で「e」評価でした。この「取り組まず」の評価が発生する原因は，多くの場合，具体的なアクションプランが作成されなかったことにあります。

　修正後の計画では，1年で「標準計画の完成度100%」を目標値とすることは難しかったと判断して，目標値を「標準計画の完成度80%」としました。

　さらに，表1は，アクションプランとして，段階別成果目標を設定した例です。「取

り組まず」の評価とならないために，<u>アクションプランとして具体的なスケジュールを立てる</u>ことは基本的なことです。

2.「業務プロセスの視点」における「プロセス」評価と具体的な把握

　成果目標（3）「入院後のリハビリ標準計画を作成する」を100％とした場合，アクションプランの成果目標として設定した①「高齢患者の転倒しやすい状況をリスト化する」から⑤「入院後のADL低下防止のリハビリ標準計画を文書にする」までを合わせて100％と考えると評価しやすくなります。

　例えば，それぞれの取り組みを5段階評価「4. よくできた　3. 少しできた　2. やや不足だった　1. とても不足だった　0：取り組まず」で得点化してみると（図1），成果目標①への取り組みは，「4：よくできた」で20％，②も20％，③は「取り組まず」で0％，④は「2：やや不足だった」で10％，合計は50％でした。全体の目標値は「完成度80％」なので，達成度は62.5％となり，「c」評価になります。しかも，何ができて，何ができなかったのか，具体的なプロセスを把握できます。

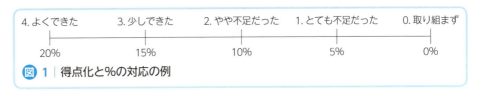

図1｜得点化と％の対応の例

3.「業務プロセスの視点」における「プロセス」評価と「成果物」に対する評価

　BSCシートを使用してもしなくても，看護サービスの質を高めるために，具体的なテーマを挙げて取り組むことは必須です。この業務に関する取り組みのアウトカムは「標準計画の完成」などの「成果物」であっても，「成果物」を完成させるためには実践活動という「プロセス」が不可欠です。「業務プロセスの視点」では，「成果物」の評価のみならず「プロセス」の評価も必要です。

Point

- 「業務プロセスの視点」の評価で，「取り組まず」の評価が発生する原因は，具体的なアクションプランが作成されていなかったことが多いです。
- 看護サービスの質向上への取り組みは必須であり，この取り組みには，アウトカムである「成果物」と実践活動という「プロセス」が不可欠です。
- 「プロセス」（具体的なアクション）を段階別に得点化して評価することで，何ができて，何ができなかったのかがわかる評価になります。

6-8 病棟目標における「患者満足」に関する評価の考え方

エクササイズ 以下の患者満足度調査項目①〜⑩において，「受け持ち制を強化し，高齢入院患者のADLの低下を予防し，早期自宅退院を支援する」という病棟目標を達成することと直接関係があると思われる場合は「1.」に，直接関係ないと思われる場合は「2.」に○をつけてください

① 病院とのアクセスがよく満足である　　　　　　　　1. 直接関係がある　2. 直接関係ない
② 看護師の接遇がよく満足である　　　　　　　　　　1. 直接関係がある　2. 直接関係ない
③ 病棟の清掃が行き届き満足である　　　　　　　　　1. 直接関係がある　2. 直接関係ない
④ 病室の設備が快適で満足である　　　　　　　　　　1. 直接関係がある　2. 直接関係ない
⑤ 病棟のトイレが使いやすく満足である　　　　　　　1. 直接関係がある　2. 直接関係ない
⑥ 食事の味付けや献立の内容がよく満足である　　　　1. 直接関係がある　2. 直接関係ない
⑦ 外来の待ち時間が短くて満足である　　　　　　　　1. 直接関係がある　2. 直接関係ない
⑧ 入院中に転倒しないで満足である　　　　　　　　　1. 直接関係がある　2. 直接関係ない
⑨ 自宅へ退院できて満足である　　　　　　　　　　　1. 直接関係がある　2. 直接関係ない
⑩ 入院時のADLより低下がなく満足である　　　　　　1. 直接関係がある　2. 直接関係ない

病棟目標（病棟の全体目標）
受け持ち制を強化し，高齢入院患者のADLの低下を予防し，早期自宅退院を支援する

	視点別目標（評価項目）	成果指標	目標値	結果	項目評価	視点評価
顧客の視点	ADLが低下しない	維持・上昇率	50%	25%	d	
	自宅へ退院する	自宅への退院率	50%	30%	c	
	転倒しない	転倒人数	0名	2名	d	

a = 80%以上　　b = 70〜79%　　c = 60〜69%　　d = 59%以下　　e = 取り組まず

はあり得ない

復習！ 1.「本質サービス」と「表層サービス」の違い

サービスの詳細については，『看護マネジメント入門　第2版』p.18-28も参照してください。

　病院における患者満足度調査の内容は，サービスにおける「**本質サービス**」と「**表層サービス**」で構成されます。「本質サービス」は，顧客が支払う代価に対して当然受け得ると期待するサービスの属性をいい，「表層サービス」は，対価に対して必ずしも当然受け得るとは思わないが，あればあるに越したことのない期待サービスをいいます[1]。病院の場合は，本質サービスは「安全性」「確実性」「公平性」などで，

表層サービスは「待ち時間の短縮」「笑顔での説明」「親切な接遇」などです。本質サービスは，その一部が欠けると「不満感」に作用し，表層サービスは「満足感」の上昇に作用するといわれます。例えば，どんなに笑顔で感じのよい接遇であっても，患者を取り違えたなどの不確実性が発生したら，「不満」が一気に爆発して，どんな「表層サービス」も吹き飛んでしまいます。質の高い医療を提供するベースは，まず，「安全性」「確実性」などの「本質サービス」の充実を図ることです。

2. 「顧客の視点」は「本質サービス」に対する評価の視点で行う

　左ページのエクササイズの①〜⑦は，患者満足度調査の際によく見かける項目です。それぞれ，患者満足に影響する内容で大切なことです。そして，これらは「表層サービス」の内容です。しかし，事例の病棟目標「受け持ち制を強化し，高齢入院患者のADLの低下を予防し，早期自宅退院を支援する」の「顧客（患者満足）の視点」と限定した場合，直接関係する項目は，⑧〜⑩です。つまり，この目標の達成においては，「転倒しない（で退院する）こと」「（入院時より）ADLが低下しないこと」「自宅へ退院すること」は，看護サービスの結果であり，「本質サービス」の部分です。

　従業員の接遇やアメニティの充実などは，患者満足度に大きく影響する要因なので，日常業務において欠かすことができません。しかし，病棟目標としてテーマに挙げたサービスにおける「顧客の視点」は，患者に提供した看護の質を評価するために，「本質サービス」の内容に設定することが重要です。

3. 患者満足度の評価に「取り組まず」の評価はない

　「顧客の視点」に関する評価は，病棟目標で取り組んだ内容に関する患者の満足度に関する評価です。具体的には，「学習と成長の視点」における研修会の実施などの活動を経て，「業務プロセスの視点」におけるアセスメントシートの作成等の業務改善や，受け持ち体制の強化によるケアの実践などのプロセスを経て，その結果としての「顧客の視点」と「財務の視点」となります。目標として掲げた以上は，「学習と成長の視点」や「業務プロセスの視点」に「取り組まず」の評価があっても，「顧客の視点」「財務の視点」はそのアウトカム評価なので，「取り組まず」の評価はありません。

Point

- 病院における患者満足度調査の内容は，サービスにおける「本質サービス」と「表層サービス」で構成されます。病棟目標を達成するための「顧客の視点」は，提供した看護サービスを本質的に評価できる内容にすることが重要です。
- 「顧客の視点」と「財務の視点」は，「学習と成長の視点」「業務プロセスの視点」で実践した結果としての評価なので，「取り組まず」の評価はありません。

6-9 病棟目標における「職員満足」に関する評価の考え方

エクササイズ 以下の職務満足度調査項目①〜⑬のうち,「受け持ち制を強化し,高齢入院患者のADLの低下を予防し,早期自宅退院を支援する」という病棟目標下の患者へのかかわりに対する職員満足に関係があるものに○を,関係がないものに×をつけてください

①給料に満足している （ ）
②休日の希望がかない満足している （ ）
③上司との関係に満足している （ ）
④同僚との関係に満足している （ ）
⑤年休の取得状況に満足している （ ）
⑥責任ある仕事を任されて満足している （ ）
⑦病院の継続教育体制に満足している （ ）
⑧転倒リスクアセスメントシートの作成過程に満足している （ ）
⑨高齢患者ケア研修会の企画を実施できたことに満足している （ ）
⑩受け持ち患者の退院指導に満足している （ ）
⑪受け持ち患者への看護の実践に満足している （ ）
⑫高齢患者のアセスメント力が上がり満足している （ ）
⑬病棟目標の達成に向けてチームで協働できて満足している （ ）

復習!

顧客満足については,『看護マネジメント入門 第2版』p.22-23も参照してください。

1. 外部顧客と内部顧客

　顧客は,「組織が成果を挙げることによって満足を与えることができる相手」です。病院で顧客の第1に挙げられるのは「患者」です。「顧客の視点」には,「患者の満足に関する評価」が必要でした。さらに,顧客は,患者などの「外部顧客」だけではありません。組織運営では,「内部顧客」=「職員」の満足に関する評価も重要です。

2. 病棟目標の達成における「職務満足度」の考え方

　さて,本書 p.106-107 で解説したように,職務に関する「満足」と「不満足」は同じ軸で考えないで整理することが重要でした。エクササイズ①〜⑦は一般的な職務満足度調査で使用される項目です。そのうち,①〜⑤は「不満足」に関係する要因です。「満足」に関係する要因としては,「責任ある仕事」「教育体制の充実」などが挙げられます。でも,そのくくりは大きすぎて,具体的な内容が不明です。病棟目標という特定のテーマを掲げて取り組んだ看護サービスに対しての「満足」や「達成

感」には直結しません。今年度の病棟目標とした内容についてスタッフにどのような仕事を期待しているのかなどを評価項目に入れ込んで，スタッフ個々に自己評価を行ってもらうことが重要です。

3. 自己評価の重要性

> 復習！
> 経験と気づきについては，『病棟目標の立て方 第2版』p.154-155も参照してください。

　自己評価とは，自分自身の業績や成長を振り返って自分のあり方を吟味することです。ただし，おおざっぱに振り返るだけでは，なんとなく頑張りきれなかったと感じても，どのような点について頑張りが必要であったかはみえません。個人の成長を考えて教育的に行うには，自己評価項目や視点を具体的に設定することが重要です。それがあって初めて，自分のあり方を分析的に吟味することができ，新たな気づきや問題点がみえてきます[2]。したがって，自己評価項目や視点をどのような形で設定するかが重要な課題です。図1では，①～④まで具体的な評価項目を提示し，評価基準は5段階ですが，なぜその評価なのか，理由を述べることも重要です。

　また，⑤のような項目を設定しておくのもよいと思います。自己評価といっても，放っておいて自動的に行えるわけではなく，その機会をつくる必要があります。

病棟目標（病棟の全体目標）
　受け持ち制を強化し，高齢入院患者のADLの低下を予防し，早期自宅退院を支援する

評価基準　5：期待以上によくできた　4：期待どおりにできた　3．どちらかといえばできた
　　　　　　2．あまりできなかった　1．ほとんどできなかった

職員の視点	成果目標に基づく自己評価項目	目標値	結果	項目の自己評価	視点の自己評価
	①高齢患者に対するフィジカルアセスメント力が高まった	5段階自己評価（平均3以上）			
	②受け持ち患者の退院後の生活に着眼して退院指導ができた	5段階自己評価（平均3以上）			
	③自宅退院に向けて他職種と連携できた	5段階自己評価（平均3以上）			
	④入院後から患者のADL低下防止に取り組んだ	5段階自己評価（平均3以上）			
	⑤病棟目標に対する自分の役割を果たせた	5段階自己評価（平均3以上）			

図1｜「職員の視点」の成果目標に基づく自己評価（例）

> **Point**
> - 顧客とは，「組織が成果を挙げることによって満足を与えることができる相手」ですが，「外部顧客」と「内部顧客」があります。
> - 一般的な職務満足度調査では，病棟目標として設定した内容に対する評価につながらないので，具体的な評価項目を設定する必要があります。
> - 自己評価は，自分自身の業績や成長を振り返ることによって自分のあり方を分析的に吟味する機会となるように，教育的に進めることが重要です。

6-10 病棟目標における「財務の視点」に対する評価の考え方

エクササイズ BSCを用いたエクササイズ①，②を行ってみましょう

エクササイズ①：以下の図では，「BSCで病棟目標を設定する際に必要な項目」について○をつけています。図中①，②について，必要な項目だと思う場合は○を，思わない場合は×をつけてください

視点＼展開	視点別目標	成果指標	目標値	アクションプラン
財務の視点	○	○	○	①
顧客の視点	○	○	○	②
業務プロセスの視点	○	○	○	○
学習と成長の視点	○	○	○	○

エクササイズ②：以下の図では，「BSCで病棟目標を設定して活動した場合に評価する必要がある項目」に○をつけています。図中③，④について，評価が必要な場合は○を，必要ない場合は×をつけてください。また，⑤，⑥について，「取り組まず」の評価が発生する可能性がある場合は○を，ない場合は×をつけてください

視点＼展開	実施プロセスの評価	その結果の評価（アウトカム評価）	「取り組まず」の評価の有無
財務の視点	③	○	⑤
顧客の視点	④	○	⑥
業務プロセスの視点	○	○	○
学習と成長の視点	○	○	○

復習！

1. 病棟目標の達成における「財務の視点」の評価の考え方

「財務の視点」については，本書p.74-75および『病棟目標の立て方 第2版』p.112-113も参照してください。

　病棟目標における「財務の視点」「顧客の視点」は，「業務プロセスの視点」で設定した目標の達成を目指した活動によって導き出されるアウトカムです。つまり，「財務の視点」に独自のアクションプランはなく，「業務プロセスの視点」において立案されたアクションプランに基づいた活動に対する期待する結果が「顧客の視点」「財務の視点」となります。また，「顧客の視点」にも，「財務の視点」にも，「取り組まず」の評価はありません。「業務プロセスの視点」で取り組まなかった計画がある場合は，その結果としての「財務の視点」になります。

> 復習！
>
> 病院の財務については，『看護マネジメント入門 第2版』p.102-107 も参照してください。

2. 病院の収支の特徴

「財務の視点」は，どのような組織の経営においても，「収入増」「支出減」に関することです。病院経営の収入は，診療報酬により公定価格が決められていて，一般企業のようにサービスの内容に値段をつけたり，セールで集客したりという活動はできません。図1に「財務の視点」の視点別目標と成果指標など（例）を示します。

看護職は，直接，お金のやり取りをするわけではないので，財務に関して無頓着な面があるかもしれません。しかし，自分たちの日々の実践が収入にどのように関係しているのかを認識しておくためにも，目標を設定し，評価することは重要です。

3. 効果的効率主義の原則

いかなる事業であっても，成長する事業は，その運営を「効果」と「効率」の両方で支える必要があるが，「効果」と「効率」を同時に高めるのはとても難しいといわれます[3]。身近な場面で考えれば，高齢患者のADL低下を防止するためにリハビリ計画を実践することは，患者にとって効果的なことです。反面，職員の時間をとられ，全体の業務から考えると効率が悪くなるという見方もされます。患者にとっての効果を追求し，かつ，効率的な方法を考えることが重要です。

病棟目標（病棟の全体目標） 受け持ち制を強化し，高齢入院患者のADLの低下を予防し，早期自宅退院を支援する						
	視点別目標	成果指標	目標値	結果	項目評価	視点評価
財務の視点	病床利用率が上昇する	病床利用率				
	自宅への退院率が増加する	自宅退院率				
	平均在院日数が減少する	平均在院日数				
	紹介・逆紹介率が増加する	紹介率・逆紹介率				

図1 「財務の視点」の視点別目標と成果指標など（例）

> Point
>
> - 財務の視点は「収入増」「支出減」に関することですが，病院の収入は診療報酬により公定価格が決められています。
> - 自分たち（看護職）の日々の実践が「収入増」や「支出減」にどのように関係するのか認識するためにも，目標を設定し，評価をすることは重要です。
> - 「効果」と「効率」を同時に高めるのはとても難しいといわれますが，患者にとっての効果を追求し，かつ，効率的な方法を考えることが重要です。

6 文 献

■引用文献
1) 嶋口充輝:顧客満足型マーケティングの構図, 有斐閣, 1994, p.66-69.
2) 梶田叡一:教育評価, 有斐閣, 2002, p.184.
3) 前掲書1), p.3-5.

第7部

ワンポイントアドバイスつき各種ワークシート

ワークシート 1

病棟運営の「あるべき姿」の構想シート

　病棟の現状分析は，病棟が目指している「あるべき姿」への到達を阻んでいる問題状況を明らかにして，具体的なアプローチを検討するために行います。
　「問題状況」は，「あるべき姿」－「現状」で抽出されます（図1）[1]。SWOT分析に取り組む前に，病棟運営の結果，1～3年後に目指す「あるべき姿」を整理してください。「あるべき姿」構想の視点の（例）を示します（図2）。

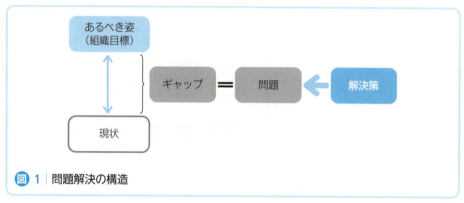

図1 問題解決の構造

（齋藤嘉則：問題発見プロフェッショナル，ダイヤモンド社，2001，p.16-17を参考に作図）

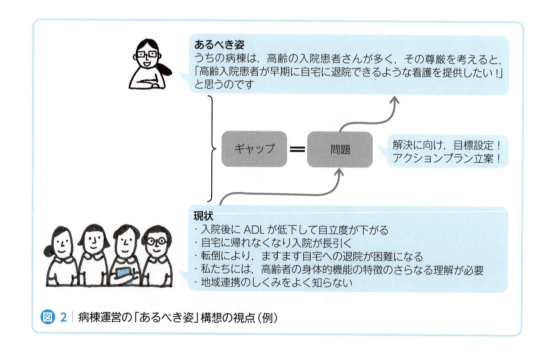

図2 病棟運営の「あるべき姿」構想の視点（例）

病棟運営の「あるべき姿」の構想シートです。活用してください。

病院・看護部の理念のキーワードは？

Step ①
どのような患者を対象に考えますか？どのようなアウトカムを目指し，どのような看護サービスを提供しますか？

Step ②
その看護サービスを提供するために，どのようなしくみ（システム）があると望ましいですか？

Step ③
その看護サービスの実践のために，スタッフには何に対する学習が必要と考えますか？

Step ④
看護サービスのしくみの中には，どのような職種と，どのような連携（協働）があると望ましいですか？

Step ⑤
財務の視点として，どのような状態が望ましいですか？

病棟における「あるべき姿」

ワークシート 2

SWOT分析：
「分析の切り口」発見シート

　「あるべき姿」の構想では，どのような看護サービスが提示されたでしょうか。SWOT分析の「強み」「弱み」の分析は，何について行うかという**「分析の切り口」**が必要です。分析中は，何が「分析の切り口」なのかを常に視野に入れておくことが大切です（図1）。

　以下は，構想した**「あるべき姿」のポイントの確認シート**を用いて導き出された分析の切り口（例）です（図2）。このように，何についてSWOT分析を行うのかという「分析の切り口」を導き出します。例を参考に，担当部署について「あるべき姿」の内容を確認して，分析の切り口を抽出してみましょう。

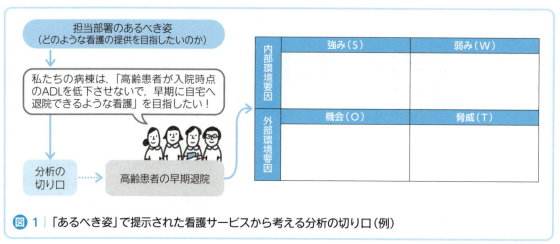

図1　「あるべき姿」で提示された看護サービスから考える分析の切り口（例）

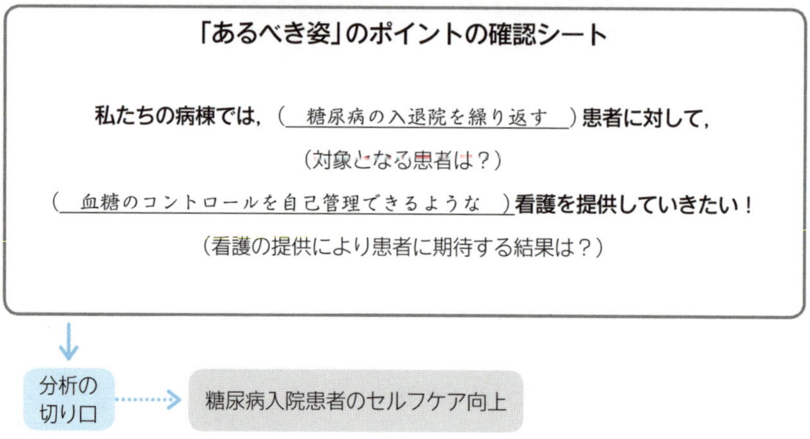

図2　導き出された分析の切り口（例）

あるべき姿のポイントの確認シートを用いたSWOT分析のための「分析の切り口」発見シートです。活用してください。

「あるべき姿」のポイントの確認シート

私たちの病棟では，（　　　　　　　　　　　　　　）患者に対して，
（対象となる患者は？）
（　　　　　　　　　　　　　　　　　　　　　　）看護を提供していきたい！
（看護の提供により患者に期待する結果は？）

分析の切り口　→　　　　　　　　　　　　　

切り口とした看護サービスに関して

	強み（S）	弱み（W）
内部環境要因	あるべき姿の達成に貢献している「強み」は？	あるべき姿の達成を困難にする「弱み」は？
	機会（O）	脅威（T）
外部環境要因	「強み」を「強化」できる外部の要因は？ 「弱み」を「改善」できる外部の要因は？	「弱み」に対して，さらにマイナス影響になる外部の要因は？

＊　『病棟目標の立て方　第2版』p.52-53 も参照してください。

ワークシート 3

SWOT分析:「ヒト」の要素の「強み」「弱み」の分析・判断シート

　SWOT分析は,やみくもに取り組んでも混乱します。SWOT分析を行う際の「分析の切り口」と関係する「ヒト」「モノ」「カネ」「しくみ」等に関する要素を挙げ,それらを可能な限り数値に変換します。それらが「強み」なのか「弱み」なのか判断して,整理してみましょう。

患者さんや看護職員の能力に関することから,要素を考えてみましょう!

　まずは「ヒト」から,<u>分析のためのチェックシート</u>を確認します(表1)。

表1 「ヒト」の要素の分析のためのチェックシート

- □ SWOT分析を行うための「分析の切り口」を決める
- □ 「分析の切り口」は,看護の内容に関することである
- □ 「分析の切り口」に関する「入院患者の特徴」に関することをリスト化する
- □ 「分析の切り口」に関する「看護職員の能力」に関することをリスト化する
- □ 「分析の切り口」に関する「看護のしくみ」に関することをリスト化する
- □ 「分析の切り口」に関する「他職種との連携」に関することをリスト化する
- □ 最初は気楽に,「多い・少ない」「充足・不足」等の主観で評価する
- □ リスト化した項目を,可能な限り数値に変換する
- □ 数値で変換した内容が病院の経営にとって「強み」か「弱み」かを判断する

　実際に,「ヒト」に関する情報を整理してみましょう。右ページに,「強み」「弱み」の判断シートを示します。シート内の例は,「高齢入院患者の早期退院を進める」を「分析の切り口」にしています。例を参考にして,担当部署の切り口に基づいて,「強み」「弱み」の判断をしてください。

まず,「分析の切り口」は?

＊　事例の「分析の切り口」は「高齢入院患者の早期退院を進める」です。

「ヒト」の要素の「強み」「弱み」の判断シート（展開例）を示します。

項目（リスト化された情報）	数値に変換	強み	弱み
入院患者の特徴に関することは？			
・高齢者の大腿骨頸部骨折による入院が多い	30%		○
・入院後，筋力低下に伴いADLが低下して，自宅への退院が不可能になるケースが多い	50%		○
・老老介護の患者が多く，自宅への退院が困難となっている	50%		○
……			
発生しやすいインシデントに関することは？			
・術後の筋力低下による歩行が不安定で，転倒が多い	10%		○
・内服薬の自己管理ができない患者が多い	10%		○
……			
その看護を実践するために求められる看護職員の能力は？			
・退院支援の必要性を早期に判断できる能力が必要である			
→退院支援を入院当初から判断する知識が不足している	全体レベル2		○
→ベテランナースは，入院時から判断できる	7名：レベル4	○	
・介護サービスに関する知識が必要である			
→介護保険や在宅看護に関する知識が不足している	全体レベル2		○
……			
必要とされる看護のしくみに関することは？			
・大腿骨頸部骨折の術式別看護基準が必要である			
→事例の多い術式について標準看護計画を備えている	全体レベル2		○
・受け持ち制をとり，個別の看護計画の充実が必要である			
→受け持ち制をとっている	体制あり	○	
→個別の看護計画を立案している	約30%		○
……			
必要とされる他職種との連携に関することは？			
・転倒を防止するために早期に連携をする必要がある			
→入院時にリハ部門の受け持ち理学療法士が決定する	ほぼ100%	○	
→多職種によるカンファレンスは，時々実施している	1回／月程度		○
……			
その他			

＊ 本書p.20-21を参照してください。

ワークシート 4

SWOT分析:「モノ」の要素の「強み」「弱み」の分析・判断シート

　SWOT分析の「モノ」の要素に関する「強み」「弱み」の分析です。「ヒト」の要素としてリスト化した内容(入院患者の特徴)を確認しながら,「モノ」の要素として関係することをリスト化して,数値に変換します。「強み」なのか「弱み」なのか判断して,整理してみましょう。
　まず,<u>分析のためのチェックシート</u>を確認します(表1)。

まず,「ヒト」の要素で整理した「入院患者の特徴」を確認しましょう!

表1 「モノ」の要素の分析のためのチェックシート

☐ SWOT分析を行うための「分析の切り口」を確認する
☐ 「ヒトの要素」の「入院患者の特徴」に関することを確認する
☐ 「療養環境の側面」として,機能・器材の整備に関することをリスト化する
☐ 看護サービスを提供するうえで必要な看護用具・衛生材料の整備に関することをリスト化する
☐ 看護サービスを提供するうえで必要なマニュアルの整備に関することをリスト化する
☐ 他職種との連携を進めるうえで必要な整備に関することをリスト化する
☐ 最初は気楽に,「ある・ない」「充足・不足」などの主観で評価する
☐ リスト化した項目を可能な限り数値に変換する
☐ 数値に変換した内容が病院の経営にとって「強み」か「弱み」かを判断する

　実際に,「モノ」に関する情報を整理してみましょう。右ページに,「強み」「弱み」の判断シートを示します。シート内の例では,「高齢入院患者の早期退院を進める」を「分析の切り口」にしています。例を参考にして,担当部署の切り口に基づいて,「強み」「弱み」の判断をしてください。

まず,「分析の切り口」は?

＊　事例の「分析の切り口」は「高齢入院患者の早期退院を進める」です。

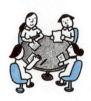

「モノ」の要素の「強み」「弱み」の判断シート（展開例）を示します。

項目（リスト化された情報）	数値に変換	強み	弱み
療養環境の側面として，機能・器材・看護用具・衛生材料等の整備は？			
・（できれば）各患者専用の歩行器を整えたい			
→対象患者の歩行器が不足している	充足率70%		○
・（できれば）転倒防止センサーを整備したい			
→対象患者の転倒防止センサーが不足している	充足率50%		○
物品の購入計画は，入院割合と費用対効果を算出した根拠をもって，段階的な購入計画を立案して，交渉しましょう！			
……			
看護サービスを提供するうえで，マニュアルの整備に関することは？			
・転倒防止マニュアルを整備する必要がある			
→転倒防止マニュアルは準備してあるが，見直しをしていない	見直しなし		○
……			
他職種との連携に必要な整備に関することは？			
・他職種が同じチャートに記録すると共有しやすい			
→カンファレンスの開催も少ないが，記録も共有ではない	共有なし		○
看護のしくみと同じ要素が抽出される場合もあります。そのときは，どちらかで整理します。見直しをダブルで行うので，新たに気がつく要素もあります			
……			
その他			

* 本書p.22-23を参照してください。

ワークシート 5

SWOT分析:「カネ」の要素の「強み」「弱み」の分析・判断シート

　SWOT分析の「カネ」の要素に関する「強み」「弱み」の分析です。「分析の切り口」とした看護の提供に関する「診療報酬上の算定要件」の確認は欠かせません。「患者増」「経費削減の状況」「エラー発生に伴う経費」なども「カネ」に関する要素です。「ヒト」と「モノ」の要素としてリスト化した内容も視野に入れ、数値化した内容を確認して、経営的視点に立ち、「強み」なのか「弱み」なのか判断して、整理してみましょう。

　まず、分析のためのチェックシートを確認します（表1）。

「カネ」の要素の分析には、「診療報酬上の算定要件」が欠かせません

> **表1** 「カネ」の要素の分析のためのチェックシート
>
> □ SWOT分析を行うための「分析の切り口」を確認する
> □ 「分析の切り口」の「入院患者の特徴」に関することを確認する
> □ 該当する看護サービスと関係する「診療報酬上の算定要件」をリスト化する
> □ 多職種との連携と関係する「診療報酬上の算定要件」をリスト化する
> □ 看護を提供するうえで使用する直接経費や費用対効果となることをリスト化する
> □ インシデントが起きた場合に発生する支出をリスト化する
> □ 最初は気楽に、「多い・少ない」「高い・低い」などの主観で評価する
> □ リスト化した項目を可能な限り数値に変換する
> □ 数値に変換した内容が病院の経営にとって「強み」か「弱み」かを判断する

　実際に、「カネ」に関する情報を整理してみましょう。右ページに、「強み」「弱み」の判断シートを示します。シート内の例では、「高齢入院患者の早期退院を進める」を「分析の切り口」にしています。例を参考にして、担当部署の切り口に基づいて、「強み」「弱み」の判断をしてください。

> **まず、「分析の切り口」は？**
> ＊　事例の「分析の切り口」は「高齢入院患者の早期退院を進める」です。

「カネ」の要素の「強み」「弱み」の判断シート（展開例）を示します。

項目（リスト化された情報）	数値に変換	強み	弱み
提供する看護サービスと関係する診療報酬上の算定要件は？			
・病床利用率	75%		○
・救急入院の受け入れ率	入院の30%	○	
・平均在院日数	20日		○
……			
多職種との連携と関係する診療報酬上の算定要件は？			
・紹介率（全体＝50%のうち10%）	10%／50%	○	
・逆紹介率（病院全体＝70%のうち20%）	20%／70%	○	
・退院支援チームカンファレンス	算定（−）		○
・地域連携クリティカルパス使用率	30%		○
……			
看護を提供するうえで使用する直接経費や費用対効果に関することは？			
・褥瘡ケアの材料費			○
……			
インシデントが起きた場合に発生する支出は？			
・転倒に伴う入院日数の延長	月平均5日		○
……			
その他			

> アクシデントが発生すると，それに伴う支出があります。入院日数の延長が平均在院日数に影響するような場合は，財務の面でも「弱み」になります

＊ 本書 p.24-25 を参照してください。

ワークシート 6

SWOT分析：「強み」「弱み」に分類した情報の整理シート

　SWOT分析の「ヒト」「カネ」「モノ」の要素を整理する際，「強み」「弱み」と判断されたものの中に，類似のものが重なってリスト化されている場合があります。その場合は，1つにまとめて整理します。分析してきた項目に沿って，「強み」「弱み」を確認しながら，情報を整理してみましょう。

SWOT分析（1）
「強み」なのか，「弱み」なのかを判断するための要素を考える

- まずは，必要な要素を挙げてみましょう！
- 何について，「弱み」なのか，「強み」なのかを判断すればいいの？

SWOT分析（2）
列挙した内容ごとに，「数値」あるいは「ある・ない」などの表現で可視化して，「強み」「弱み」を判断する

- リスト化した項目について，「可視化」しましょう！
- 何に基づいて，「弱み」なのか，「強み」なのかを判断すればいいの？

まず，「分析の切り口」は？

「強み」と「弱み」に分類した情報の整理シートを以下に示します。

強み（S）	弱み（W）
入院患者の特徴に関すること	入院患者の特徴に関すること
発生しやすいインシデントに関すること	発生しやすいインシデントに関すること
その看護の実践に必要とされる看護職員の能力	その看護の実践に必要とされる看護職員の能力

必要とされる看護のしくみに関すること	必要とされる看護のしくみに関すること
必要とされる多職種との連携に関すること	必要とされる多職種との連携に関すること
機能・器材・看護用具・衛生材料等の整備	機能・器材・看護用具・衛生材料等の整備
マニュアルの整備に関すること	マニュアルの整備に関すること
多職種との連携に必要な整備に関すること	多職種との連携に必要な整備に関すること
診療報酬上の算定要件（提供する看護サービス，多職種との連携と関係するもの）	診療報酬上の算定要件（提供する看護サービス，多職種との連携と関係するもの）
看護を提供するうえで使用する直接経費や費用対効果に関すること	看護を提供するうえで使用する直接経費や費用対効果に関すること
インシデントが起きた場合に発生する支出	インシデントが起きた場合に発生する支出
その他「強み」と思われること	その他「弱み」と思われること

ワークシート 7

SWOT分析:「機会」と「脅威」の分析シート

　　SWOT分析の「強み」「弱み」の整理の次は,「機会」「脅威」の情報整理です。
　「機会」と「脅威」の分析シートの例を以下に示します。ここでも,「分析の切り口」を確認しましょう。

強み(S)	弱み(W)
・新入院患者の30%が救急応需で,地域に貢献している ・医師・理学療法士・看護師で協働し,大腿骨頸部骨折用地域連携クリティカルパスを作成中である ・安全管理のリンクナースが月1回スタッフの安全スキルをチェックしている ・看護スタッフの90%が研修会等に自主的に参加・学習しており,リスクセンスが高い ・入院患者に対する転倒リスクアセスメントシートは100%活用している ・転倒リスクのある患者の90%に対し,個別に看護計画を立案し実施している ・離床センサーは,対象患者分の在庫がある	・高齢者の入院患者が65%で,うち,骨折入院が20%で,ケア度が高い ・在宅への退院は50%であり,後方ベッドの確保困難により入院が長引く ・平均在院日数は18日と減少しているが,病床利用率は76%と低迷している ・転倒インシデントがインシデント全体の25%である ・看護スタッフは,経験年数3年以下の構成割合が50%で,医療安全を進めるうえで不安がある ・ADLを低下させないための高齢者の身体的機能の特徴の理解が不十分である ・退院支援を行うために必要となる地域連携について,知識が不足している

「分析の切り口」は?

＊　事例の「分析の切り口」は「高齢入院患者の早期退院を進める」です。

機会(O)	脅威(T)
・「強み」をさらに強化することのできる機会となる「外部環境要因」は? ・「弱み」を克服していくことにつながる機会となる「外部環境要因」は?	・「弱み」に対してさらにマイナスの影響を与える「外部環境要因」は? ・回避しないと組織の弱体化につながる「外部環境要因」は?

表1は「機会」「脅威」を整理するために知っておきたい主な外部環境要因です。

> **表1** 「機会」「脅威」を整理するために知っておきたい主な外部環境要因
>
> - 診療報酬の動きと病院経営上の変化
> - 競合病院との差別化
> - 日本医療機能評価機構の「病院機能評価」の審査内容（受審計画）
> - 医療安全・感染管理・職場安全・防災に関すること
> - 地域住民のニーズや価値観の変化
> - 超高齢社会における諸問題
> - 労務管理上の課題，ワーク・ライフ・バランスとの関係
> - 病院や看護部の各委員会の動き
> - 院内・院外の各研修会の内容と予定
> - 関連する研究会や学会等の内容と予定
> - 看護職のキャリア開発
>
> など

「機会」と「脅威」の分析（例）を以下に示します。

機会（O）	脅威（T）
①「病院機能評価」を受審予定であり，多職種チーム活動を強化する機会となる ②院内に退院支援システムがあり，これを活用すれば，早期に退院支援の相談が可能である ③新人のフォローのためにベテランナースの力を活かし，パートナーシップ看護体制の導入を機会とできないか？ ④診療報酬において，多職種のチーム活動が評価の機会となる ⑤近隣に介護施設が建設中であり，連携により退院支援を強化する機会となる	①救急応需ができないことについて苦情があり，このような状況が変わらないと，地域への貢献度が下がり，紹介率が減少したり，信頼をなくしたりするかもしれない ②近隣にクリニックモールが開設されるので，医療連携体制をとらないと，紹介患者が減少するかもしれない ③平均在院日数の短縮が求められており，改善しないと，急性期一般入院料1の届出を取り下げることになるかもしれない ④独居や老老介護が増え，在宅への退院が困難となる場合が増加し，在院日数がますます延びることが予測される

「機会」と「脅威」は，どのように「機会」となるのか，なぜ「脅威」なのかがわかるように整理すると，次のクロスSWOTの発想につながります

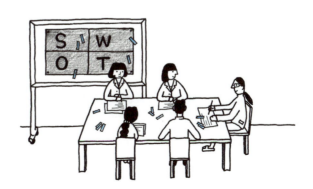

ワークシート 8

クロスSWOT分析：取り組む課題の整理・優先順位検討シート

　SWOT分析で整理された内容は，組織（病棟）が目指す「あるべき姿」に向かった場合の状況を示したものですが，そこから，自動的に計画ができあがるものではありません。クロスSWOT分析によって，重点課題の検討を行います。

　まず，基本的な進め方（チェックシート）を確認します（表1）。

> 対策について「そんなこと無理よ！」と思うのは禁止です！「できない」が先行すると，発想が貧弱になります。実現可能性は後から検討することにして，柔軟な発想が大事です！

表1 | クロスSWOT分析の基本的な進め方（チェックシート）

- ☐ 「強み」に挙げた内容をさらに強化するための対策を，「機会」（外部環境要因）に挙げたことをヒントに検討する
- ☐ 「弱み」に挙げた内容を改善してよくするための対策を，「機会」に挙げたことをヒントに検討する
- ☐ 「脅威」（外部環境要因）に挙げた内容で，さらに「弱み」の状況が悪化すると予測される危機的状況を回避するための対策を検討する
- ☐ 「脅威」に挙げた内容で，「強み」を強化することで最悪の事態を回避するための対策を検討する
- ☐ 「できる」「できない」ではなく，「こういう対策を立てることが可能ならいいよね！」という視点で，柔軟に発想する

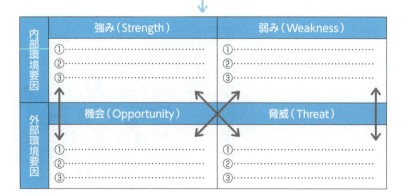

取り組む課題の整理シート（重点課題の検討シート）の例を示します。事例は，「高齢入院患者の早期退院を進める」を切り口にしたクロスSWOT分析の結果です。

積極的対策 強み × 機会（強化・積極的に）	差別化対策 強み × 脅威（差別化・独自性）
・地域連携クリティカルパスを作成して，転院施設と看護間連携を進める ・退院支援対象患者把握のため入院時アセスメントシートを作成する ・多職種チームによる退院支援カンファレンスを導入する	・高齢患者のADLに応じた早期退院支援リハビリプログラムを作成する ・ベテランナースの力を活かし，安全で効率的・効果的なパートナーシップ看護体制を導入する ・…… ・……
弱み克服策 弱み × 機会（克服・改善）	**最悪事態回避対策** 弱み × 脅威（危機を避けるために）
・在宅看護の研修をシリーズ化して，個々の実践力を高め，老年看護に強い病棟にする ・術式別転倒防止チェックリストを作成し，転倒防止体制を整える ・……	・高齢患者の受け皿確保や再入院防止のため，地域のクリニックや介護施設と看護間連携を進める ・老老介護の現実を踏まえ，入院時より，老年期介護者向けに介護セミナーの機会をつくる ・……

↓

取り組む課題の優先順位検討シートの例を示します。

「クロスSWOT分析で挙げられた内容」の行動レベルへの変換	優先	教育		提案
		短期	長期	
・地域連携クリティカルパスを作成する	○			
・転院施設と看護間連携を進める				○
・退院支援対象患者把握のため入院時アセスメントシートを作成する	○			
・多職種チームによる退院支援カンファレンスを導入する	○			
・在宅看護の研修をシリーズ化する		○		
・退院支援と骨折のケアに強いナースを育成する			○	
・術式別転倒防止チェックリストを作成する	○			
・高齢患者のADLに応じた早期退院支援リハビリプログラムを作成する	○			
・安全や効率性等を考えパートナーシップ看護体制を導入する				○
・地域のクリニックや介護施設と看護間連携を進める				○
・入院時より，老年期介護者向けの介護セミナーの機会をつくる				○
・……				
・……				
・……				
・……				
・……				

ワークシート 9

病棟目標分割シート

　病棟目標を設定した際，その目標の表現に，具体的なゴールや活動内容がみえないときは，目標の分割が必要です。その目標を達成するために，「どのような活動が必要になるか」「どのようなチームを編成する必要があるのか」などを考えながら，<u>病棟目標分割シート</u>を用いて目標を分割しましょう。以下に事例を示します。

病棟目標（大目標）：（1）高齢入院患者のADLを低下させず，自宅への早期退院を支援する

この目標だけでは，具体的に何をするのかわからないので，「何をするのか」「実践にはどのようなチームが必要か」を視野に入れて，次のように分割した目標をつくりました

中目標
1）高齢入院患者の転倒を未然に防ぐ

「未然に防ぐ」ために何が必要かを考えて，さらに成果目標を設定しました

小目標
①要因別転倒防止マニュアルを作成する
②転倒リスクアセスメントシートを作成する
③……

アクションプラン

中目標
2）高齢入院患者の早期リハビリテーションを導入する

小目標
①早期リハビリフローチャートを作成する
②運動機能別リハビリプログラムをつくる
③……

アクションプラン

中目標
3）高齢入院患者の退院支援カンファレンスを実施する

小目標
①多職種チームカンファレンスを開催する
②地域連携クリティカルパスを作成する
③……

アクションプラン

病棟目標分割シートを用いて実際に練習してみましょう。

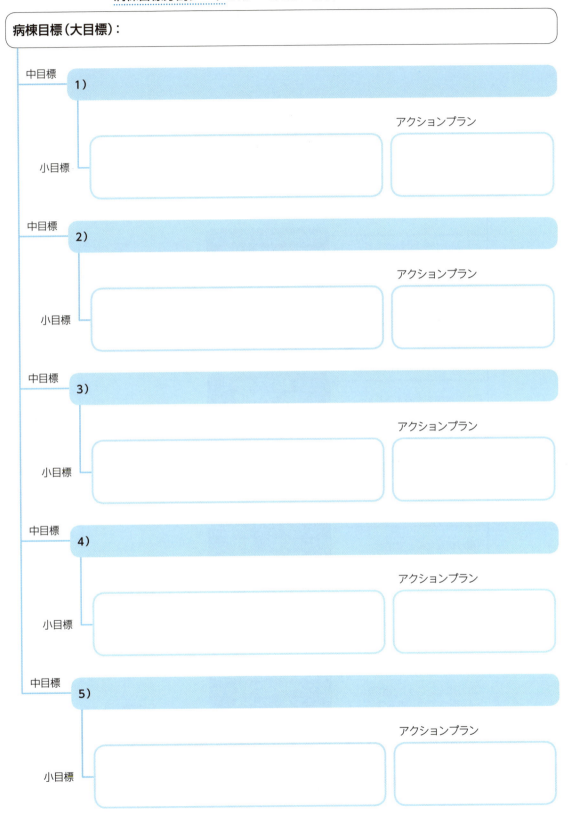

ワークシート 10

「原式の4視点」を活用した病棟目標のブレークダウンシート

　目標をブレークダウンして分割していくことは、「評価項目」を作成していくことにつながります。必要な要素が抜けることがないように、P.76-77で紹介した「原式の4視点」を活用して、目標を分割してみましょう。

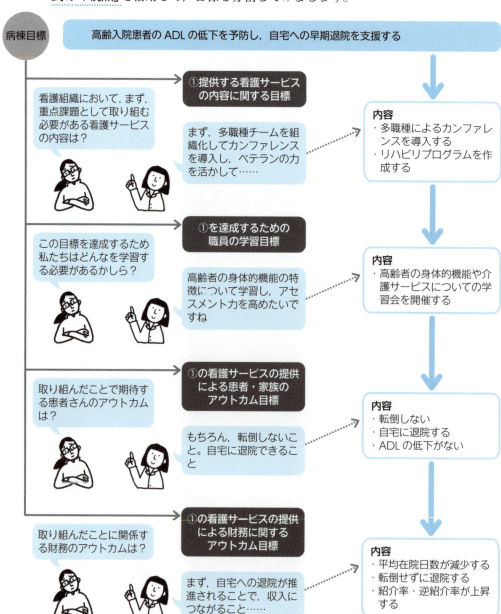

「原式の4視点」を活用した病棟目標のブレークダウンシートを用いて実際に練習してみましょう。

病棟目標

視点 \ 展開	成果目標（評価項目）実施すること 期待する結果	成果指標	現状値	目標値	アクションプラン
①提供する看護サービスの内容					別紙で作成
①を提供するために職員に必要な学習					別紙で作成
①の提供により期待される患者・家族のアウトカム					
①の提供に関係する財務に関するアウトカム					

ワークシート 11

目標別組織編成シート

　組織化は，マネジメントプロセスの主要な機能の1つで，目標達成のために効果的なグループを編成することです。どのような組織が必要なのか，<u>「学習と成長の視点」「業務プロセスの視点」の視点別目標</u>を視野に入れて検討してみましょう。

病棟目標：高齢入院患者のADLの低下を予防し，自宅への早期退院を支援する

研修会を企画する場合，内容の学習もしなくてはならないので，高齢者看護学習セミナーとしてグループを1つ編成しましょう

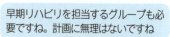
多職種の連携を進めることと，大腿骨頸部骨折地域連携クリティカルパスの作成は，同じグループのほうが効率的・効果的ですね

早期リハビリを担当するグループも必要ですね。計画に無理はないですね

高齢者看護学習セミナー担当チーム

↓

目標（期待する結果）
1. セミナーを開催する
2. スタッフの高齢者アセスメント力が向上する

↓

チームリーダー
青森花子

チームメンバー
○○○○
○○○○
○○○○

大腿骨頸部骨折用地域連携クリティカルパス作成チーム

↓

目標（期待する結果）
1. パスを作成する
2. 地域医療連携で活用する

↓

チームリーダー
秋田竹男

チームメンバー
○○○○
○○○○
○○○○

早期リハビリ支援プログラム作成チーム

↓

目標（期待する結果）
1. 退院支援アセスメントシートを作成する
2. プログラムを作成する

↓

チームリーダー
岩手県子

チームメンバー
○○○○
○○○○
○○○○

目標別組織編成シートを示します。活用してください。

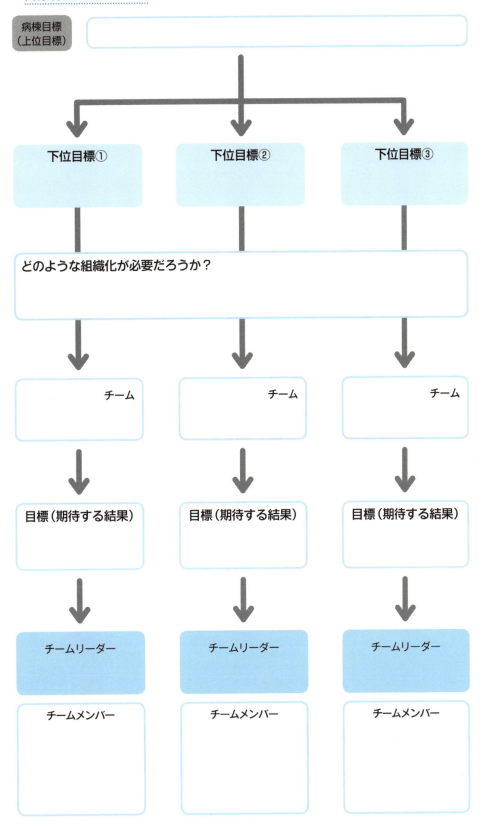

ワークシート 12

アクションプランシート

　<u>アクションプランは，5W2H（いつ，どこで，誰が，何を，なぜ，どのように行うか，予算はいくらか）を明記した行動計画書</u>です。看護師長は，目標達成のワーキングメンバーを組織化します。アクションプランは，そのチームのリーダーが中心になり，グループ別に作成します。

> アクションプランは，グループ別に作成します

| 病棟目標 | 高齢入院患者のADLの低下を予防し，自宅への早期退院を支援する |

↓

下位目標 \ 展開	視点別目標（評価項目）実施すること 期待する結果	成果指標	現状値	目標値	アクションプラン
①提供する看護サービスの内容	・多職種カンファレンスを導入する ・転倒リスクアセスメントシートを作成する	……	……	……	Aグループ Bグループ
①を提供するために職員に必要な学習	・高齢者看護セミナーを開催する ・介護サービスの学習会を行う	……	……	……	Cグループ Dグループ
①の提供により期待される患者・家族のアウトカム	・転倒のインシデントが減少する ・ADLの低下が減少する ・自宅に退院する	…… …… ……	…… …… ……	…… …… ……	
①の提供に関係する財務に関するアウトカム	・平均在院日数が減少する ・在宅復帰率が上昇する	…… ……	…… ……	…… ……	

〈例〉↓

アクションプランシート	
担当グループ	（Cグループ） リーダー：青森花子　メンバー：宮城県子，福島竹男，……
病棟目標	高齢入院患者のADLの低下を予防し，自宅への早期退院を支援する
グループ目標	高齢者看護セミナーを開催する

実施内容	成果指標	目標値・期限	担当者
①セミナーの内容を検討する ・セミナーのテーマ・形式を決める ・講師・会場・予算を決める	セミナー（案）の作成	（案）の作成 師長報告 4月25日	メンバー全員
②セミナーの案内を作成し周知する	セミナー案内の完成 ポスター完成・伝達	5月10日 5月20日	リーダー 宮城県子
③セミナーの評価表を作成する ④豆テストを作成する	評価表の完成	7月30日	リーダー 福島竹男
⑤セミナーを運営する ・役割分担（司会・受付・評価表等）	セミナーの開催	10月10日	メンバー全員
⑥セミナーの評価を行う	受講者評価表	全体評価3以上	福島竹男

アクションプランシートを示します。活用してください。

年度　部署目標アクションプランシート				（　　　病棟）
担当グループ	（　グループ） リーダー： メンバー：			
病棟目標				
グループ目標				
実施内容		成果指標	目標値・期限	担当者
① 　・ 　・ 　・				
② 　・ 　・ 　・				
③ 　・ 　・ 　・				
④ 　・ 　・ 　・				
⑤ 　・ 　・ 　・				

ワークシート 13

目標管理個人シート

　目標管理は，病院全体の目標から，看護部目標，病棟などの部署目標，そしてスタッフ1人ひとりの自己目標までと，ブレークダウンしながら目標が連鎖するのが大きな特徴です。**スタッフの目標設定は，部署目標の達成手段となる**のが原則です。最初は，グループの一員として担当する目標から自己目標を設定してみましょう。具体的なスケジューリングが必要になります。

 自己目標といっても，グループ目標と連動し，さらに，それは病棟全体の目標と連動するというわけですね。了解！

病棟目標　高齢入院患者の ADL の低下を予防し，自宅への早期退院を支援する

展開／下位目標	視点別目標（評価項目）実施すること 期待する結果	成果指標	現状値	目標値	アクションプラン
①提供する看護サービスの内容	・多職種カンファレンスを導入する ・転倒リスクアセスメントシートを作成する	……	……	……	A グループ B グループ
①を提供するために職員に必要な学習	・高齢者看護セミナーを開催する ・介護サービスの学習会を行う	……	……	……	C グループ D グループ
①の提供により期待される患者・家族のアウトカム	・転倒のインシデントが減少する ・ADL の低下が減少する ・自宅に退院する	……	……	……	
①の提供に関係する財務に関するアウトカム	・平均在院日数が減少する ・在宅復帰率が上昇する	……	……	……	

〈例〉

目標管理個人シート	
担当グループ	C グループ　宮城県子
病棟目標	高齢入院患者の ADL の低下を予防し，自宅への早期退院を支援する
グループ目標	高齢者看護セミナーを開催する

自己（担当）目標　実施内容	成果指標	目標値・期限	達成度（自己評価）
①セミナーの内容を検討する ・高齢者ケアの研修に関する情報を収集する ・研修内容を検討するため高齢者ケアの特徴を事前に学習する	収集メモ作成 個人案の提示	GW まで GW まで	4・③・2・1・0 4・③・2・1・0
②セミナーの評価表を作成する ・セミナーの評価表とする項目を考える ・評価方法を考える	評価項目提示 評価方法提示	GW まで GW まで	4・③・2・1・0 4・③・2・1・0
③セミナーを運営する（役割：受付） ④評価表の結果をまとめる	受付表の作成 結果の提示	研修会前日 1 週間後	④・3・2・1・0 ④・3・2・1・0
総合評価		合計得点（ 20 ）÷項目数＝（ 3.3 ）	

目標管理個人シートを示します。活用してください。

年度　部署目標　目標管理個人シート		（部署名　　　）氏名：	
担当グループ			
病棟目標			
グループ目標			
自己（担当）目標			
実施内容（私が担当すること）	成果指標	目標値・期限	達成度（自己評価）
① ・ ・			4・3・2・1・0 4・3・2・1・0
② ・ ・			4・3・2・1・0 4・3・2・1・0
③ ・ ・			4・3・2・1・0 4・3・2・1・0
総合評価	合計得点（　　　）÷項目数＝（　　　）		
実施月	行動計画（いつ，何を，どのように実施するか）	評価日	評価
5月			実施・未・修正
6月			実施・未・修正
7月			実施・未・修正
8月			実施・未・修正
9月			実施・未・修正
10月			実施・未・修正
11月			実施・未・修正
12月			実施・未・修正
1月			実施・未・修正
2月			実施・未・修正
3月			実施・未・修正
振り返り（苦労した点・次年度への課題等）		頑張り度	5・4・3・2・1
		達成感	5・4・3・2・1
		満足度	5・4・3・2・1

ワークシート 14

「業務における自己目標と キャリア発達の関係」の整理シート

　目標管理とは，「組織のあるべき姿を実現するために示された目標とそれに関連する個人目標をもち，自らの目標達成を目指して活動することが，組織としての成果を挙げ，しかも，個人にとっても意味のある仕事となる」[2]という考え方に基づいたマネジメント方式です。スタッフは，部署目標の達成手段となる目標を設定することが原則です。それは，病棟としての成果を挙げることであり，実施するスタッフ個々にとっても，さまざまな能力の育成につながります。

　以下は，「業務における自己目標とキャリア発達の関係」をまとめた例です。

この活動を通して，私はどんな能力が鍛えられるのかしら？

スタッフの自己目標（例）	病棟における成果の視点	個人のキャリア発達の視点
褥瘡発生のアセスメントシートを作成する	アセスメントシートの利用により，褥瘡発生のリスクをもつ患者を早期に発見できる	褥瘡に関して学習し知識を高め，ポイントを整理して表を作成するなどの能力を養う
効果と経済性を考慮して，褥瘡ケアに適切な用具の選定案を作成する	適切な用具を統一して使用することができ，経済的である	用具にどのような種類があるのか学習し，コストとその効果を判定する能力を養う
褥瘡とスキンケアに関する学習会を開催する	スタッフの褥瘡に関する知識を高める機会となる	どのような学習会が必要なのか検討し，研修会の企画力や交渉力・広報力を養う
褥瘡予防に関するマニュアルを作成する	褥瘡ケアの質を高めるために，統一した手順が整備される	マニュアルの構成力や何を基準として整理するのかなど，作成に関する能力を養う
スタッフの褥瘡ケアの技術教育を行う	褥瘡ケアの質を高めるために，スタッフが技術レベルを統一できる	学習会や機会教育を通し，自身の技術力を高めると同時に，指導能力を養う
褥瘡ケアを行う際の専用記録シートを作成する	褥瘡ケアの実施状況と患者の変化を把握しやすい，能率的な記録が整備される	記録として必要な要素を検討して，効果的な記録を作成する能力を養う

「業務における自己目標とキャリア発達の関係」の整理シートを示します。

スタッフの自己目標 →	病棟における成果の視点 →	個人のキャリア発達の視点

業務における自己目標を達成することで成長した能力のチェックリスト
以下の1〜22のうち、取り組み後に成長したと思われる能力すべてに○をつけてください。

1. 情報を収集する力
2. 情報を整理する力
3. パソコンを扱う力
4. ワード，エクセルを扱う力
5. 事例をまとめる力
6. チームで協働する力
7. チームを調整する力
8. チームメンバーを活かす力
9. 部署に働きかける力
10. 他部門との調整を行う力
11. 企画・運営する力
12. アセスメント力
13. 患者へ説明する力
14. スタッフへ説明する力
15. 看護実践能力
16. 看護計画立案力
17. 研究する力
18. 時間管理をする力
19. プレゼンする力
20. スタッフへの指導力
21. 他者と交渉する力
22. その他（　　　　　　　　　　　　　　　　）

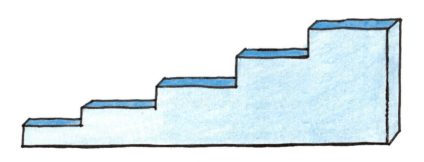

ワークシート 15

総合評価シート

評価は，目標の達成度で評価します。したがって，成果目標として「具体的に実施すること」と「期待する結果」を判定できるように，計画立案の際にそれぞれを独立した項目として設定します。以下に<u>総合評価シート</u>（例）を示します。

病棟目標（病棟の全体目標） 受け持ち制を強化し，高齢入院患者のADLの低下を予防し，早期自宅退院を支援する									総合評価
展開視点	成果目標（評価項目）	成果指標	目標値	項目別中間結果	項目別中間評価	項目別最終結果	項目別最終評価	視点評価	
看護サービスの提供	転倒リスクアセスメントシートを作成する	作成の有無	完成			完成	a＝4点	B	
	受け持ち患者の看護過程を展開する	受け持ち記録率	80%			60%	b＝3点		
	入院後のリハビリ標準計画を作成する	作成の有無	完成			作成せず	e＝0点		
	理学療法士とのカンファレンスを開催する	週1回開催率	80%			70%	a＝4点		
	退院後の問題を整理し，退院指導を行う	退院指導実施率	80%			70%	a＝4点		
提供する看護に必要な学習	高齢者の身体的機能の特徴を学習する研修会を開催する	開催数	3回			2回	c		
	研修会に参加する	毎回参加率	80%			90%	a		
	研修会での学びがある	評価表得点	平均4点以上			平均4点	a		
	要介護認定の理解が高まる	ミニテスト得点	平均8点以上			平均9点	a		
患者・家族のアウトカム	ADLが低下しない	維持・上昇率	50%						
	自宅へ退院する	自宅への退院率							
	転倒しない	転倒人数	0名			2名	d		
財務に関するアウトカム	平均在院日数が減少する	平均在院日数	18日			18日	a		
	病床利用率が上昇する	病床利用率	86%			85%	a		
	転倒件数が減少する	転倒件数	0件			2件	d		
	ADLが低下しない	維持・上昇率	50%			25%	d		
	自宅へ退院する	自宅への退院率	50%			30%	c		

項目別評価基準（例）
80%以上＝a：期待以上である
70〜79%＝b：期待どおりである
60〜69%＝c：期待値に少し不足している
59%以下＝d：期待値にかなり不足している
0%＝e：取り組まず

$$\frac{結果}{目標値} \times 100 = (\quad)\%$$

視点別評価基準（例）
a＝4点
b＝3点
c＝2点
d＝1点
e＝0点

総合評価基準（例）
A＝3.5点以上
B＝2.5〜3.4点
C＝2.0〜2.4点
D＝1.0〜1.9点
E＝0.9点以下

$$\frac{項目得点合計}{項目数} = (\quad)点 \quad 四捨五入$$

総合評価シートを示します。活用してください。

病棟目標（病棟の全体目標）	総合評価

視点＼展開	成果目標＝評価項目 （実施すること） （期待する結果）	成果指標	目標値	項目別 中間結果	項目別 中間評価	項目別 最終結果	項目別 最終評価	視点 評価
看護サービスの提供								
提供する看護に必要な学習								
患者・家族のアウトカム								
財務に関するアウトカム								

ワークシート 16

看護管理者としての自己の振り返りシート

　　ここまで，熱心に目標管理の学習を進めてこられました。看護管理者としての管理実践能力を高めることにつながったと思います。最後に，**看護管理者としての自己の振り返りシート**を示します。部署運営の重要なポイントを振り返って，看護管理者としての自己を見つめる機会にしていただけたらと思います。振り返りは，看護管理者にとっても重要なことです。

病院の理念（組織の存在意義・展望・価値）

今年度の目標は？

看護部の基本方針・今年度目標は？

マネジメントの3つの役割（by ドラッカー）
①自らの組織に特有の使命を果たす
・担当部署の特徴と使命は？

②仕事を通じて働く人たちを活かす
・スタッフには，何をしてもらってその力を活かそうと思いますか？

③社会の問題について貢献する
・どのような社会問題の解決に貢献できると思いますか？

部署のあるべき姿は？（どのような部署をつくりたいですか？）
あなたの看護管理観を反映させて，言語化してみましょう

現状分析の結果みえてきた部署運営上の課題は？

今年度の病棟目標は？

何を考えて組織化を行いましたか？

目標設定の理由は？

看護管理者としての自己の課題は？

7 文 献

■引用文献
1）齋藤嘉則：問題発見プロフェッショナル，ダイヤモンド社，2001, p.16-17.
2）原玲子：学習課題とクイズで学ぶ看護マネジメント入門，第2版，日本看護協会出版会，2020, p.46.

解答と解答例

▶エクササイズの解答と解答例

エクササイズの解答と解答例

＊本文中に解答（解説）のあるもの，個別の病棟の状況によるものなどは割愛しています。

2-2 のエクササイズ (p.12)
① ×　② ○　③ ○　④ ×　⑤ ○　⑥ ×　⑦ ×　⑧ ×

2-5 のエクササイズ (p.18)
① ×　② ×　③ ×　④ ×　⑤ ×　⑥ ×　⑦ ×　⑧ ×　⑨ ○　⑩ ○

2-11 のエクササイズ (p.30 − 31)
変換した表現①の解答例 ≫≫ 昨年度の病床利用率の平均が76％と低く，病床利用を進める必要がある。

変換した表現②の解答例 ≫≫ 病棟の新人看護師の構成割合が30％なので，日常業務に関する安全体制を検討する必要がある。

変換した表現③の解答例 ≫≫ 平均在院日数が19日を超える月があり，急性期一般入院料1算定維持のため，平均在院日数の短縮が必要である。

変換した表現④の解答例 ≫≫ 多職種による退院支援カンファレンスを週1回開催し，退院支援の強化が可能である。

変換した表現⑤の解答例 ≫≫ 当病棟の紹介率は30％，逆紹介率は10％で，地域医療支援病院の算定要件を満たしていないので，地域連携を進める必要がある。

変換した表現⑥の解答例 ≫≫ 入院患者のうち後期高齢者の割合が30％で，ADL低下のため退院が長引く傾向にあるので，リハビリ強化プログラムが必要である。

変換した表現⑦の解答例 ≫≫ 看護師は，退院支援について知識が不足しており，学習の必要がある。

変換した表現⑧の解答例 ≫≫ 高齢入院患者の早期リハビリテーション実施率は5％と低く，患者のQOLを考えると改善が必要である。

変換した表現⑨の解答例 ≫≫ 皮膚・排泄ケア認定看護師が1名配置されており，褥瘡発生の予防・スキンケアレベルの強化が可能である。

変換した表現⑩の解答例 ≫≫ 転倒のアクシデントが昨年度の30名から20名に減少したが，いっそうの対策が必要である。

2-12 のエクササイズ (p.32)
① ×　② ○　③ ○　④ ○　⑤ ×　⑥ ○　⑦ ○　⑧ ×　⑨ ○　⑩ ○

〈「機会」の情報を「活用の方向性を入れた表現」に変換した例〉

表現②の例 ≫≫ 今年，病院機能評価を受審する予定であり，多職種チーム活動を強化する機会となる。

表現③の例 ≫≫ 院内に退院支援システムがあるので，早期に退院支援の相談が可能である。

表現④の例 ≫≫ 高齢の患者に糖尿病の合併症が増加傾向にあるので，在宅・外来の継続看護を強化する機会となる。

表現⑥の例 ≫≫ 診療報酬における入退院支援に関する評価が変更され，多職種チーム活動がいっそう評価される機会となる。

表現⑦の例 ≫≫ 近隣に介護施設が建設中であり，連携すると退院支援を強化する機会となる。

表現⑨の例 ≫≫ 電子カルテを導入予定であり，院内外の退院支援情報の共有を充実させる機会となる。

表現⑩の例 ≫≫ 地域の開業医と定例の勉強会を実施しており，地域包括ケアを考える機会となる。

2-13 のエクササイズ (p.34)
① ×　② ×　③ ×　④ ×　⑤ ×　⑥ ○　⑦ ○　⑧ ○　⑨ ○　⑩ ○

2-15 のエクササイズ (p.38)
① ○（優先）　② ○（優先）　③ △（提案）　④ ○（優先）　⑤ △（提案）　⑥ △（提案）　⑦ △（保留）　⑧ △（保留）　⑨ ○（優先）　⑩ △（提案）　⑪ △（保留）　⑫ ○（優先）

3-1 のエクササイズ (p.42)
① A　② A　③ A　④ A　⑤ B　⑥ B　⑦ B　⑧ B　⑨ C　⑩ C　⑪ C　⑫ C

3-2 のエクササイズ 1（p.44）

〈エクササイズ 1〉

①× ②◯ ③× ④◯ ⑤× ⑥◯ ⑦× ⑧◯
⑨× ⑩◯

＊ エクササイズ2の解答は本文中にあります。

3-3 のエクササイズ（p.46）

①◯ ②◯ ③◯ ④◯ ⑤× ⑥× ⑦× ⑧×
⑨× ⑩× ⑪× ⑫×

3-6 のエクササイズ（p.52）

病棟目標（1）高齢入院患者の転倒を未然に防ぐ（担当：①転倒防止チーム〈4月編成〉）		
定性目標（内容）	成果指標	目標値
②転倒リスクアセスメントシートを完成させる	②シートの完成	②6月に完成
③アセスメントシートを活用する	③シートの使用率	③7月から90％
④転倒の原因を明らかにする	④一覧表の提示	④7月に完成
⑤要因別の対策を検討し、新転倒防止マニュアルを作成する	⑤マニュアル完成	⑤9月に完成
⑥新マニュアルに基づいた転倒防止策を実施する	⑥実施率	⑥対象90％
⑦高齢入院患者の転倒の発生率が減少する	⑦転倒発生率	⑦前年度比10％減

3-7 のエクササイズ（p54）

解答例 >>>

- 病棟目標が「誤薬の減少を図る」なので，「学習と成長の視点」は，「フットケアに対する技術を高める学習会」の開催ではなく，「禁忌薬剤に関する学習会」「誤薬の発生要因の事例会」などの開催になる。
- 「業務プロセスの視点」は，どのような改善を行うか具体的な業務の改善事項が提示されるべきで，ここに，「誤薬の減少を図る」という全体としてのアウトカム指標をおくのは間違いである。
- 「顧客の視点」においても，「誤薬が発生しないことによる信頼感向上」「内服薬の自己管理力の低下がないことによる満足度」など，誤薬との関係性で顧客の満足度を考えるとよい。
- 「財務の視点」においても，「誤薬の減少」による「平均在院日数の減少」は考えられるが，「使用していない場所の電灯を消す」は，通常業務上の目標なので，あえて定性目標に掲げることではなく，かつ，誤薬との関係はないので削除してよい。

5-1 のエクササイズ（p.92）

〈エクササイズ 1〉

①全体　②個人（自己）　③自ら　④組織　⑤意味

〈エクササイズ 2〉

①× ②× ③◯ ④◯ ⑤◯ ⑥◯ ⑦◯ ⑧×
⑨◯ ⑩◯

5-2 のエクササイズ（p.94）

①目標　②責任　③動機づけ　④計画　⑤修正

5-3 のエクササイズ（p.96 – 97）

〈エクササイズ①〉

目標①の解答例 >>> 転倒を防止する
目標②の解答例 >>> ADL を低下させない（強化する）
目標③の解答例 >>> 自宅への早期退院を支援する

〈エクササイズ②〉

解答例 >>> ①転倒リスクアセスメントシートを作成することと、②過去3年間の転倒要因をリスト化（分析）することは、1グループで担当するには負担が大きいと思われた。要因別転倒防止マニュアルは、要因をリスト化した後に考える必要があるので、同じグループで実施することにした。そこで、成果目標①④は「転倒リスクアセスメントシート作成チーム」が担当、成果目標②③⑤は「要因別転倒防止マニュアル作成チーム」が担当として、2グループを編成することにした。

〈エクササイズ③〉

①◯ ②◯ ③× ④× ⑤◯ ⑥× ⑦◯ ⑧◯
⑨◯ ⑩◯

5-4 のエクササイズ (p.98 – 99)

アクションプランシート(解答例)　　　（グループ名：要因別転倒防止マニュアル作成チーム）

　　　　　　　　　　　　グループリーダー：D 主任　　　グループメンバー：A, B, C

病棟目標：高齢患者の ADL を低下させずに、転倒を防止して、自宅への早期退院を支援する

グループ目標：目標 1) 高齢患者の転倒を防止する

実施内容（期待する結果）	成果指標	目標値
①過去 3 年間の転倒要因をリスト化する	リスト（表）完成	9 月完成
②要因別転倒防止マニュアルを作成する	マニュアル完成	10 月完成
③要因別転倒防止マニュアル内容を実施する	実施率	必要とする患者の 90%

成果①「過去 3 年間の転倒要因をリスト化する」に関するアクションプラン

具体的な行動計画（何をするのか）	担当者	期限
① 2016 年～ 2018 年のインシデント・アクシデントレポートから転倒に関するインシデント・アクシデントを分類する	A, B	5 月 25 日
②リスト（表）の項目を決め、記載するシートをエクセルで作成する（例：性別、年齢、病名、介護度、転倒の時間、要因等）	A, B	5 月 25 日
③分類したインシデント・アクシデントレポートから、リスト（表）の項目に沿って、内容を確認し、記載していく	リーダー A, B, C（全員）	6 月 25 日
④リスト表の項目を要因別に並べ替えを行う	B, C	6 月 25 日

成果②「要因別転倒防止マニュアルを作成する」に関するアクションプラン

具体的な行動計画（何をするのか）	担当者	期限
①要因別に対策を検討する	全員	7 月 1 日
②検討した内容を看護師長に報告し、助言を受ける	リーダー	7 月 15 日
③マニュアル（案）を完成させ、病棟会議で報告する	リーダー	7 月 25 日
④病棟会議でマニュアル（案）が決定したら、清書する	リーダー	7 月 30 日
⑤マニュアルとして所定の場所に配置し、病棟に報告する	リーダー	8 月 1 日

成果③「要因別転倒防止マニュアル内容を実施する」に関するアクションプラン

具体的な行動計画（何をするのか）	担当者	期限
①実施確認表を作成する	全員	8 月 1 日
②適用する入院患者の看護記録で確認し、確認表に記載していく	全員	8 月～12 月
③月別の結果をまとめて、毎月、病棟会議で報告する	リーダー	9 月～1 月

6-2のエクササイズ (p.122 − 123)

①4 ②3 ③75.0 ④B ⑤3 ⑥0 ⑦0 ⑧E
⑨100 ⑩80 ⑪80 ⑫B ⑬8 ⑭9 ⑮112.5
⑯A ⑰100 ⑱80 ⑲80 ⑳A ㉑10 ㉒5
㉓50 ㉔B ㉕10 ㉖5 ㉗50 ㉘B ㉙18
㉚18 ㉛100 ㉜A ㉝1 ㉞0.4 ㉟40 ㊱C

解説 >>>

- 目標(3)では，アセスメントシートの完成を目標としています。取り組んだ結果，完成度が全体の80％でした。アセスメントシートは，利用するために作成しますから，完成度80％であれ，完成度90％であれ，使用できなければ，評価は不可（不足している）の側面をもちます。しかし，完成させるプロセスで，多くの努力をしているから「80％」までできたと考えます。完成度のレベルに関係なく「D」というより，スタッフの頑張り度がみえるよう，モチベーションを高めるうえでも，ここでは5段階の「B」で評価してみました。

- 目標(5)では，「退院指導書を作成すること」と「退院指導を行うこと」は別の行動ですが，原則として指導は指導書を基に行うので，指導を行うことも含めて目標としました。

- 目標(6)：病院経営にとって，病床利用率が80％より下がらないことは基本的な要件です。この事例は，「病床利用率の現状値＝80％」なので，もしも結果が現状値と変わらない場合は，増減0で，達成度は0％になり，評価は「C」となります。また，現状値を下回った場合は，達成度はマイナスになり，評価は「D」となります。

- 目標(7)：目標(6)と同様に，目標値の増加分を分母にして，結果の増加分を分子にして，達成度を算定しました。もちろん，入院患者の状況はいつも同じではなく，入院の時点で重症度が高く自宅へ退院することが困難な患者が多い場合や，介護施設からの入院で自宅には退院しない場合などもあります。数字を算出することにより，病棟の高齢入院患者の変化をみることにするときは，目標値に達成しなかった場合はその理由を分析しておくことが大切です。

- 目標(8)：平均在院日数は，入院基本料の算定要件の1つです。事例は，急性期一般入院料1を算定している病院です。算定要件である平均在院日数を「18日」より延長すると，算定要件を満たさなくなるので，このケースの評価基準は，「A」か「D」の2種類としました。

- 目標(9)：転倒・転落のインシデントについては，その発生率の減少を目標にすることが少なくありません。発生率といっても，治療に至るケースや大事に至らないケースなど，一様ではなく，どのように定義し，集計するのかは，その施設や病棟の特徴に関係します。また，転倒・転落のインシデントにおいては，1％の減少も難しい場合があります。あまり，目標値を高く掲げないで，日々の努力が反映しやすい数値を設定することも重要です。

6-8のエクササイズ (p.134)

①2. 直接関係ない ②2. 直接関係ない ③2. 直接関係ない ④2. 直接関係ない ⑤2. 直接関係ない ⑥2. 直接関係ない ⑦2. 直接関係ない ⑧1. 直接関係がある ⑨1. 直接関係がある ⑩1. 直接関係がある

6-9のエクササイズ (p.136)

①× ②× ③× ④× ⑤× ⑥× ⑦× ⑧○
⑨○ ⑩○ ⑪○ ⑫○ ⑬○

6-10のエクササイズ (p.138)

〈エクササイズ①〉
①× ②×
〈エクササイズ②〉
③× ④× ⑤× ⑥×

索引

英数

BSC ……… 19, 54, 66-77, 126-128, 138
　──4つの視点 ……………… 55, 66
　──因果連鎖 …………………… 55
PDCAサイクル ………………… 129
SMARTの原則 ……………… 44, 48
SWOT分析 ……… 10-39, 103, 142
　──カネに関する「強み」「弱み」の分析
　　………………………………… 24
　──「機会」となる情報 ……… 32
　──基本フレームワーク … 11, 32
　──「脅威」となる情報 ……… 34
　──切り口
　　……… 10, 13, 16-24, 28, 36, 144-157
　──数値に変換する …………… 26
　──「強み」「弱み」に分類した判断根拠
　　………………………………… 30
　──「強み」「弱み」の判断基準 … 28
　──ヒトに関する「強み」「弱み」の分析
　　………………………………… 20
　──病棟の「あるべき姿」 ……… 2
　──ブレーンストーミング法 … 12
　──分析チームのつくり方と進め方 12
　──モノに関する「強み」「弱み」の分析
　　………………………………… 22

あ行

アカウンタビリティ …………… 103
アクションプランのつくり方 … 98

か行

革新的目標 ……………………… 42
看護の魅力や価値 ……………… 115
キャリア形成 …………………… 112
キャリアデザイン ……………… 117
キャリアのもつ「連鎖性」(例) … 113
キャリア発達 ……………… 7, 110
クロスSWOT分析 …… 10, 36-39, 156
　──4つのポイント …………… 36
　──重点課題の検討方法 …… 156
研修会における「学び」の評価 … 130
「構造」に関する成果目標の考え方 … 60
「構造」「プロセス」「アウトカム」の
　視点ごとの提示 ……………… 59
「構造」「プロセス」のアウトカムと
　全体的なアウトカム(例) …… 65

さ行

「職務満足度」の考え方 ……… 136
成果指標(成果尺度)
　……… 51-54, 58-89, 96, 99, 120-126,
　132-139
成果目標
　……… 3, 50-53, 58-89, 96, 124, 132, 137
成果目標設定シート …………… 52
成果目標の基本構成 …………… 52
全体的なアウトカム …………… 64
総合評価を算出する方法 …… 126
組織の全体目標と個人目標の関係 … 93

た行

通常業務上の目標 ……………… 42
定性目標 …………………… 48, 52
定量目標 ……………… 48, 52, 121

な行

内面的キャリアにおける3つの問い … 115

は行

ハーズバーグの2要因説 …… 107
原式「4視点による目標設定シート」… 77
表層サービス ………………… 134
病棟目標と自己目標との関係図 … 101
病棟目標と自己目標の連鎖の考え方 … 95
病棟目標に沿った成果目標の展開例
　……………………………… 78-89
病棟目標の分割 ………………… 50
病棟目標を評価する際の基本原則 … 120
「プロセス」に関する成果目標の考え方
　………………………………… 63
本質サービス ………………… 134

ま行

マネジメントプロセス ………… 94
メンター ……………………… 117
目標管理 …………… 2, 92, 168
目標管理個人シート ………… 100
目標管理の意義 ………………… 92
目標設定 ………… 44, 52-55, 58, 76, 104
目標達成度の基本的な計算式 … 122
目標の種類と達成の難易度 …… 43
目標面接 ………………… 6, 100
問題解決的目標 ………………… 42

ら行

レスポンシビリティ …………… 103

わ行

ワークシート ……………… 142-173
　──SWOT分析のための
　　「分析の切り口」発見シート … 145
　──アクションプランシート … 165
　──「あるべき姿」のポイントの確認
　　シート ……………………… 145
　──「カネ」の要素の「強み」「弱み」の
　　判断シート ………………… 151
　──「カネ」の要素の分析のための
　　チェックシート …………… 150
　──看護管理者として自己の振り返り
　　シート ……………………… 172
　──「機会」と「脅威」の分析シート
　　……………………………… 154
　──「業務における自己目標とキャリ
　　ア発達の関係」の整理シート … 169
　──クロスSWOT分析の基本的な進
　　め方(チェックシート) …… 156
　──総合評価シート ………… 171
　──「強み」と「弱み」に分類した情報
　　の整理シート ……………… 152
　──取り組む課題の整理シート … 157
　──取り組む課題の優先順位検討シー
　　ト …………………………… 157
　──「原式の4視点」を活用した
　　病棟目標のブレークダウンシート
　　……………………………… 161
　──「ヒト」の要素の「強み」「弱み」の
　　判断シート ………………… 147
　──「ヒト」の要素の分析のための
　　チェックシート …………… 146
　──病棟運営の「あるべき姿」の構想
　　シート ……………………… 142
　──病棟目標分割シート …… 159
　──目標管理個人シート …… 167
　──目標別組織編成シート … 163
　──「モノ」の要素の「強み」「弱み」の
　　判断シート ………………… 149
　──「モノ」の要素の分析のための
　　チェックシート …………… 148

原 玲子 ＊ 日本赤十字秋田看護大学学長

盛岡赤十字看護専門学校卒業。日本赤十字社幹部看護婦研修所修了。慶應義塾大学文学部卒業。山形大学大学院医学系研究科看護学専攻修士課程修了。仙台赤十字病院において，手術室看護師長・整形外科病棟師長・外来師長等を経て看護副部長として看護管理実践を行う。2005年日本赤十字社幹部看護師研修センター教務部長として認定看護管理者教育に携わる。2010年より公立大学法人宮城大学教授，2019年同大学看護学群長兼大学院看護学研究科長。2020年日本赤十字秋田看護大学副学長，2021年より現職。

目標管理の実践・評価ワークブック 第2版
「あるべき姿」を実現する成果目標・指標のつくり方　　　　　　　　　　　　〈検印省略〉

2013年 8月25日　第1版第1刷発行
2016年 8月25日　第1版第4刷発行
2018年12月10日　第2版第1刷発行
2022年 8月10日　第2版第3刷発行

著　者	原 玲子
発　行	株式会社 日本看護協会出版会

〒150-0001 東京都渋谷区神宮前5-8-2　日本看護協会ビル4階
〈注文・問合せ／書店窓口〉TEL/0436-23-3271　FAX/0436-23-3272
〈編集〉TEL/03-5319-7171
〈ウェブサイト〉https://www.jnapc.co.jp

装　丁　齋藤久美子
表紙イラスト　なかむら葉子
本文イラスト　鈴木真実
印　刷　株式会社フクイン

＊本書に掲載された著作物の複写・複製・転載・翻訳・データベースへの取り込み，および送信（送信可能化権を含む）・上映・譲渡に関する許諾権は，株式会社日本看護協会出版会が保有しています。
＊本書掲載のURLやQRコードなどのリンク先は，予告なしに変更・削除される場合があります。

JCOPY〈出版者著作権管理機構 委託出版物〉
本書の無断複製は著作権法上での例外を除き禁じられています。複製される場合は，その都度事前に一般社団法人出版者著作権管理機構（電話 03-5244-5088，FAX 03-5244-5089, e-mail: info@jcopy.or.jp）の許諾を得てください。

©2018 Printed in Japan　　　　　　　　　　　　　　　　　　　　　ISBN978-4-8180-2139-6